打开心世界·遇见新自己
HZBOOKS PSYCHOLOGY

HZ BOOKS
华章心理

Lev Mere, Tænk Mindre

Drop grublerierne og slip fri af nedtrykthed og depression
med metakognitiv terapi

抑郁是因为
我想太多吗

元认知疗法
自助手册

Pia Callesen

［丹］皮亚·卡列森 著

燕环 译

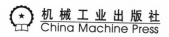
机械工业出版社
China Machine Press

图书在版编目（CIP）数据

抑郁是因为我想太多吗：元认知疗法自助手册 /（丹）皮亚·卡列森（Pia Callesen）著；
燕环译 . -- 北京：机械工业出版社，2022.1
ISBN 978-7-111-69581-3

I. ①抑… II. ①皮… ②燕… III. ①抑郁症－元认知－精神疗法 IV. ① R749.405

中国版本图书馆 CIP 数据核字（2021）第 231598 号

抑郁是因为我想太多吗：元认知疗法自助手册

出版发行：机械工业出版社（北京市西城区百万庄大街 22 号　邮政编码：100037）
责任编辑：刘利英
责任校对：马荣敏
印　　刷：文畅阁印刷有限公司
版　　次：2022 年 1 月第 1 版第 1 次印刷
开　　本：147mm×210mm　1/32
印　　张：4.75
书　　号：ISBN 978-7-111-69581-3
定　　价：49.00 元

客服电话：（010）88361066　88379833　68326294　　投稿热线：（010）88379007
华章网站：www.hzbook.com　　　　　　　　　　　　　读者信箱：hzjg@hzbook.com

版权所有·侵权必究
封底无防伪标均为盗版　　本书法律顾问：北京大成律师事务所　韩光 / 邹晓东

"每个人都会产生消极的想法，每个人都不时地相信自己的消极想法。但并不是每个人都会因此而产生心理痛苦。"

——阿德里安·威尔斯

作者声明

<<
<<

如果你患有抑郁症，那么你需要寻求专业的帮助。阅读本书、做其中的练习无法直接治愈你。本书无法取代相关机构认证的元认知治疗，也无法取代治疗师的作用。但是，它可以启发你，为你提供治疗抑郁症的一些新想法，帮助你以一种完全不同的方式摆脱你的消极思想和抑郁症状。

　　人们非常需要有效的、循证的心理治疗方法。在这本书中，皮亚·卡列森博士介绍了元认知疗法（MCT）在实践中的应用。卡列森博士曾在英国元认知疗法研究所学习，并在我的指导下于曼彻斯特大学撰写了她的博士论文。她进行了一项大规模的研究，验证了元认知疗法与认知行为疗法的效果，并将二者做了对比。她研究中的受试者都患有抑郁症，其中一些人在本书中也表达了自己的看法。

　　本书对于那些考虑新治疗方法的抑郁症患者，以及任何有兴趣了解元认知疗法基本原理的人来说，都是一种很好的资源。

　　元认知治疗主要关注的是人们如何调节及控制自己的想法。不管生活对你来说是好是坏，你都可以学会减少导致抑郁的想法。元认知疗法基于心理学研究和理论的最新成果。我和我的同事已经证明，抑郁和焦虑是由某些与人的潜意识（元认知）信念相关的思维模式引起的。我们的目标是开发一种可以解除这些思维模式、改变这些信念的新的治疗形式，以取得更好的疗效。经过多年的研究和临床工作，我开发出了元认知疗法，如今已经有很多研究数据支持这种治疗抑郁症的方法。

皮亚·卡列森博士的这本书实现了这一目标：给患有抑郁症的读者带来希望，为他们指明方向，引导他们走出个人的痛苦。本书还旨在鼓励执业治疗师更深入地了解元认知疗法。

阿德里安·威尔斯
元认知疗法的创始人、
曼彻斯特大学教授

几十年来，资深的心理治疗师们坚持认为，抑郁症是一种生理性的脑疾病，其症状主要是由作为信使的血清素的缺乏引起的。这就是为什么他们在治疗抑郁症患者时总是使用药物——所谓的"快乐药丸"。同时，他们也可能会为患者提供心理治疗师或精神科医生常用的谈话治疗作为补充。这些治疗的目的是揭示问题和治愈创伤，并将消极想法嵌入一个更为现实的框架之中。

然而，最近的突破性研究结果证实，抑郁症是一种人类可以控制的疾病。包括我 2016 年年底在曼彻斯特大学完成的博士论文在内的几项研究表明，当我们不恰当地处理自己的消极想法和感受时，就会出现抑郁症状。我们可以学习并运用更恰当的方法来处理自己的消极想法与感受，从而降低患抑郁症的风险。

我想通过本书改变人们以往深以为然的观点，即抑郁症是一种我们毫无防备、无法控制的疾病。同时，我还想改变同样过时的抑郁症治疗方法，其中包括已经应用多年的谈话疗法和药物疗法。然后，我想向大家介绍一种崭新的且非常有效的治疗方法——元认知疗法。

这种疗法是由英国心理学家、曼彻斯特大学教授阿德里安·威尔斯（Adrian Wells）开创的，以他25年来对"为什么有些人患有抑郁症等精神疾病，而另一些人却没有"这一问题的研究成果为基础。当威尔斯2009年第一次向公众介绍这种治疗方法时，他就提出，忧虑、命运的打击以及悲伤消极的想法本身不会让我们沮丧。相反，我们处理这些情绪的方法不当才会导致抑郁。相比于被动地观察自己的想法并听之任之，如果我们苦思冥想了好几天，几乎还是找不到走出反刍循环的路，我们患上抑郁症的风险就会大大提升。

威尔斯还发现，有3个原因会导致人们陷入反刍。第一，我们没有意识到自己在反刍这一事实；第二，我们怀疑自己能否影响反刍；第三，我们相信反刍能够帮助自己解决问题。但是，如果我们不断地检查自己是否幸福，在处理问题时过度地反刍，我们就会进入一个螺旋式下降的过程中，而这会导致悲伤和缺乏精力等抑郁症状出现。同样的道理，如果我们试图理智地、积极地且友善地对待自己，我们就不会出现抑郁。面对和处理自己的想法时，我们会产生新的想法。威尔斯曾经这样说过：过多或所谓恰当的思考不能解决思维问题，只有减少思考才能。元认知治疗就是根据这一研究发现应运而生的一种对抗抑郁症的新疗法。

2000 年年初，我成了一名心理学家。在早期，我一直相信并使用传统的认知行为疗法，这是心理治疗领域广泛使用的一种治疗方法。认知疗法认为，我们的想法和认知对我们的幸福感至关重要，因此必须对其加以处理和改变，以克服抑郁和焦虑。

接触元认知疗法和阿德里安·威尔斯以后，我彻底改变了自己对精神疾病的理解。通过一个大型案例研究和对数百名患者的治疗，我开始相信，患精神疾病并不像我十年来所假设的那样，是遗传、环境和消极想法共同作用的结果，而是源自有缺陷的思维和行为策略。这就是阿德里安·威尔斯教授的研究结果。我们之所以会变得抑郁，是因为我们没有用恰当的方式处理自己的想法和信念。所以，抑郁症不是我们必须要与其共生的一种疾病。

这一认识就好像在我心中掀起了一场海啸。在过去的几年里，我有没有用更好的疗法帮助我的患者？认知疗法的确帮助了他们中的许多人。然而，回顾过去，我发现我可以运用元认知疗法大大缩短治疗时间，并且可以显著提高治疗效果。

在我第一次接触威尔斯和元认知疗法后不久，我就不得不亲自接受了一次治疗。我和丈夫刚成为父母，医生就给我们带来了一个不幸的消息，我们的宝宝小路易生下来就有一种罕见的基因缺陷，导致他癫痫发作。如果病情不能得到控制的话，就会严重损害他的大脑。我对此十分震惊，情绪变得非常低落，我的思绪一直在这个消息上打转：路易长大以后还会面临什么？如果路易遭受严重的脑损伤，作为一个新组建的家庭，我们的未来会是什么样子？我们的梦想和希望会变成什么样？

我产生了一种强烈的冲动，什么都想去网上搜索一下，询问医生，阅读医学研究的相关成果，以找出儿子遗传缺陷的一切可能原因。我想成为一个超级妈妈，成为这个领域的"教授"，来亲自解决这个问题。我那时刚刚掌握的关于元认知疗法的知识帮助我控制了自己的胡思乱想。我决定不把我所有的精力都放在为路易寻找解决方案和治疗方法上。我想做一个体贴和爱护小路易的妈妈、一个支持丈夫的妻子。

于是，我决定白天不再关注自己那么多的想法，而是给它们分配一个固定的时间段，在这段时间里集中进行推测和思考。每天下午 5 点到 6 点成了我的"反刍时间"——也只有这个时间段才是我的反刍时间！我的一位同事这样形容道："就像你嘴里有块口香糖，却只能在下午 5 点以后才能嚼一样。"对我来说，这并不是一件容易的事情。我需要有意识、有足够的耐心和意志力让自己避免过度思考，专注于外在的生活。就这样，我再一次体验到了元认知疗法是多么强大——我和我的丈夫、儿子都安然无恙地度过了这次危机。

我想向读者展示可以抑制抑郁症进入生活或存续于生活的策略。在本书中，我一步一步地描述了治疗的每一个阶段，并展示了我在日常工作中如何运用这些方法，以及我的患者在日常生活中使用了哪些练习或小技巧。

本书无法取代元认知疗法的临床实践，如果你患有严重的抑郁症，我还是建议你去医院，这样你就可以找到最适合自己的治疗方法。元认知疗法的确有助于治疗严重的抑郁症。对一些患者的试验表明，注意力训练技术作为元认知疗法的一个组成部分（见第3章）可以显著缓解重度抑郁症的症状。

在本书中，你将认识我的4位患者——娜塔莎、梅特、莱夫和贝丽特，他们都曾因为遭遇巨大的生活危机而出现了负面的想法和情绪，由此患上了抑郁症。他们4个人分别讲述了自己的故事，描述了他们遇到的问题和抑郁症症状，分享了元认知疗法如何让他们与自己的想法和感受建立了新的联系，以及他们是如何从抑郁症中解脱出来的。

元认知疗法不是抵御生活挑战的保护罩，而是一种重新控制想法的工具，让你把注意力集中在你想法之外的生活上。因为在那里，你会克服你的抑郁症。也正是那里——外界，才是生活进行的地方。

我要感谢 CEKTOS 咨询中心元认知咨询师培训班的第一位中国学员谷心木，她热情地协助本书的翻译和推广工作，以及咨询中心为接收使用汉语的来访者所做的准备工作。愿这本书将元认知疗法带给中国的读者，我们已做好一切准备，在网络上帮助中国的抑郁症患者早日走出抑郁的阴霾。

获取进一步的信息和支持，你可以访问 CEKTOS 咨询中心网站（cektos.dk/chn/），也可以通过邮件（china@cektos.dk）联系咨询。

皮亚·卡列森

目录

⟨⟨⟨

01
第 1 章

不再无休止地自我剖析

在这本书的开头，我要提出一个大胆的观点：我们不会被抑郁症突然袭击。抑郁症并非来自外界，而是我们自己引起的。这就是我们完全可以依靠自己应对抑郁症的原因。我们可以重新控制自己的想法，而不必让这些压抑的想法控制我们。

你可能会觉得很难接受我的这个观点。我们大多数人都认为，抑郁症是一种由于情绪危机或脑部化学物质失衡而使我们偏离正轨的疾病。这种认知与"我们无法避免抑郁症"的想法其实是一致的，也就是说，我们不能影响抑郁症，不管我们的行为如何，只要环境"合适"，我们就会得抑郁症。

这几乎已经成了一个根深蒂固的想法。然而，最近的研究表明，事实并非如此。生活在我们身上和心灵上都留下了伤痕，我们都会遇到各种各样的危机，遭受失败和沮丧，还得和疾病打交道。我们会感到痛苦、悲伤、恐惧、消沉、失望和愤怒。然而，不是每个人都会得抑郁症，这是为什么呢？

答案在于我们每个人在面对危机和消极想法时所采用的策略。其中一些策略是不合适的，会直接导致我们患抑郁症。还有一些策略是有助于避免患上抑郁症的，其中最有效的一种方法叫作元认知疗法。

当我告诉我的患者，他们可以承担起缓解抑郁的责任时，大多数人都感受到了巨大的压力。"我要独自对我的抑郁症负责了吗？"他们这样问我。一开始觉得这样做很困难，这是非常正常的。但是，只要获得恰当的帮助，你就能找到摆脱抑郁症的方法。在本书中，你将认识我的 4 位患者——娜塔莎、梅特、莱夫和贝丽特，在接受了 6～12 次元认知治疗后，他们都从抑郁症中解脱了出来。

弗洛伊德的精神分析疗法认为，抑郁症应该通过谈论患者在童年时期发生的事情来治疗。元认知疗法不认同这一观点。同时，元认知疗法也处在与认知疗法的对抗过程中，因为认知疗法致力于将消极的信念转化为更现实或更微妙的信念。元认知疗法引发了心理学上的突破性转变，因为它既不涉及童年，也不打算把灰暗的想法转化为光明的想法。只有结束内心的省视，才能摆脱抑郁。元认知疗法的基础是不要过度考虑自己的想法和感受，这样你的情绪才会变得更好。

使用过其他治疗方法的人将元认知疗法理解为"反其道而行之"。当我们进行抑郁症治疗的时候，我们期望通过治疗来解决自己的问题，处理好自己的感受，从而让自己感觉更好。然而，元认知疗法的基本观点是，在自己的想法和感受上过度下功夫会导致抑郁症。如果我们每天都在思考、谈论和分析自己的负面体验与感受，或者强迫自己去寻找情绪问题的解决方案及答案，我们就可能陷入抑郁症。而当抑郁症的症状出现时，我们又有了新的材料可以思索和推测，即抑郁症本身。在这样不断的分析和处理中，我们的抑郁症会不断地延续下去。

80% 的患者摆脱了抑郁

目前，元认知疗法已在全球范围内引起公众的关注，因为这种治疗方式已经被证明有助于摆脱抑郁症。它是如此有效，以至于在一项大规模研究中显示出惊人的效果后，英国国民健康服务体系将其推荐为一种治疗广泛性焦虑症的方法。我相信，专家们很快也会给出类似的用元认知疗法治疗抑郁症的建议。

其他研究者的发现和从事元认知治疗的心理学家们的工作成果促使我决定把自己的临床工作和研究结合起来。曼彻斯特大学心理学家阿德里安·威尔斯教授的研究成果给我留下了深刻的印象，并给予我很多启发。在元认知疗法的帮助下，高达 80% 的抑郁症患者能够摆脱抑郁。因此可以说，这种疗法的效果明显大于包括认知疗法在内的所有其他疗法。

然而，现有的正面治疗结果都是基于个案研究的，我想知道同样的结果是否适用于更广泛的目标群体。所以，我写邮件给威尔斯，向他介绍了自己的博士研究计划。我们一起讨论，决定对那些来我诊所寻求帮助的患者进行一系列疗效研究。也就是说，我应该检验一下这种疗法的直接效果。

首先，我对现有的关于抑郁症治疗效果的研究成果进行了文献综述。结果表明，在这些研究中，大约 50% 的抑郁症患者在使用认知治疗或其他传统治疗方法后仍感到抑郁。这些治疗方法大多关注患者的想法、当前的状况以及与他人的关系。然而，50% 并不是一个令人印象深刻的数字。

接下来，我分析了威尔斯教授的研究结果，其中 80% 的英国患者在经过几次元认知治疗后克服了他们的抑郁症，这个令人印象深刻的结果是否可以转移和应用到我的丹麦同胞身上？我首先对个人进行了一项研究。在治疗开始的 3 周前，我仔细检查了潜在受试者的抑郁程度，以免错误地测量出因时间过长而产生的效果。然后，在威尔斯教授的指导下，我和一位同事一起为 4 位来自丹麦的抑郁症患者提供了元认知治疗。

这 4 位患者在开始接受治疗时都患有严重抑郁症。其中 3 人在接受 5 ～ 11 次治疗后摆脱了抑郁症，还有 1 人在接受治疗后仍患有中度抑郁症。6 个月以后，这 4 位患者都表示他们不再受到抑郁症的困扰，元认知治疗的效果是持续而长久的。这些结论令人印象深刻，最终以论文的形式发表在了《斯堪的纳维亚心理学杂志》(*Scandinavian Journal of Psychology*) 上。

在那之后，我又对 174 名丹麦抑郁症患者进行了一项更大规模的研究。我将这些患者随机分为两组，一组接受认知治疗，另一组接受元认知治疗。这次研究的结果毫无疑问地表明，元认知疗法对抑郁症治疗具有显著的效果，无论是短期疗效还是长期疗效。治疗结束后，74% 的接受元认知治疗的患者表现为无症状，但接受认知治疗的患者中仅有 52% 表现为无症状。我在治疗结束的 6 个月后再次对治疗效果进行了研究，以检验治疗效果是否可以长期保持。结果表明，74%的接受元认知治疗的患者没有复发抑郁症，而接受认知治疗后没有复发抑郁症的患者仅有56%。在我进行这项研究的同时，由心理学家罗杰·汉森（Roger Hansen）带领的一组挪威研究人员对39名抑郁症患者进行了元认知治疗。他们的研究结果也非常显著，70%～80%的受试者在接受治疗后痊愈，即使在治疗结束6个月后的随访研究中，这个数字也没有发生改变。这些研究的结果表明，元认知疗法在抑郁症治疗中发挥的作用是迄今为止所有疗法中最大的。

你正在接受认知治疗吗

如果你目前正在接受认知疗法或其他形式的治疗，并且想继续进行下去，那么我建议你不要同时开始元认知治疗，因为两种治疗方法的效果可能会相互抵消。单独接受元认知疗法是最有成效的。

我们是有自我修复能力的

正如我在前面所说的，几代人以来，治疗师们一直相信，如果我们在生活中受到了伤害，就会受到抑郁症或其他精神疾病的影响。因此，抑郁症的治疗方法是处理创伤和糟糕的经历，阻止它们在人的心中积聚。阿德里安·威尔斯和他的同事杰拉尔德·马修斯（Gerald Matthews）经过多年的深入研究，在 20 世纪 90 年代初提出了一个新的心理模型，这在治疗师中引起了巨大的反响。他们的研究表明，人类的心理是可以自我调节的。我们的身体有自我修复的能力，我们的心理也是一样。

在身体受伤或骨折以后，人体的皮肤和骨骼通常都有自愈能力。我们每个人都有过类似的经历，小时候骑自行车摔倒后膝盖上的擦伤是不会血流不止的。我们几乎什么也不用做，伤口就能奇迹般地痊愈，而且相对来说，这样通常恢复得比较快。但是，如果我们抓挠伤口，它就无法自己愈合，有时候甚至可能存在恶化的风险：感染或留下疤痕。

威尔斯和马修斯的研究表明，我们的心理也是如此。离婚、发生事故或下岗等令人不愉快或痛苦的事件过后，我们的关注焦点仍然留在原地。这些经历在我们的意识中，以思想和意象的形式，每天都会出现几次。当然，这些想法都是负面的，而且是由痛苦、悲伤、恐惧、厌恶、失望甚至愤怒所主导的。这样的事件发生后，我们的心理紧接着就会出血、灼烧和疼痛，就像摔倒后膝盖上的皮肉被刮掉了一样。就像如果我们不去触碰，膝盖上的伤口会自行愈合一样，如果我们不让消极情绪通过反刍延续下去，我们心灵上的伤口也会自行愈合。思想、意象和冲动只是在短暂的时间里触动了我们，如果我们不抓住它们不放，既不去压制它们，也不努力去解决它们，它们就会自行消失。在这样的情况下，它们就不会在我们的精神背包里堆积，而会像碎细的沙粒从筛子的小孔里落下来一样，消失不见。

这种新的理解打破了以往关于抑郁症来源的观点。那么，如果我们的心理有自愈能力，为什么有些人在经历了人生危机后会变得抑郁，而另一些人却没有？

使人患上抑郁症的关键思维

人们普遍认为，未经处理的负面经历会引发抑郁症。威尔斯对此表示怀疑，他所持的看法是：所有人都有消极的想法，但并不是所有人都会因此产生心理上的痛苦。于是，威尔斯和马修斯提出了一个问题：如果说每个人的负面经历和负面想法不一定会导致抑郁症，那么究竟是什么导致了抑郁症？哪些因素是使人患上抑郁症的关键？

威尔斯和马修斯从他们的研究成果中建立了一个关于人类心理的 S-REF 模型，即情绪障碍的自我调节执行功能模型（self-regulatory executive function model）。这一模型表明我们的思维是在 3 个层面上运作的，而且这 3 个层面是相互作用的：

- 在下层，低级的冲动、想法和感受不断地纠缠我们，如果我们不去注意它们，它们就会自动消失。

- 中层是可控的层面，我们在这一层选择处理自己想法的策略。

- 上层是我们的元认知知识库，也就是我们的元认知知识和信念的集合体。

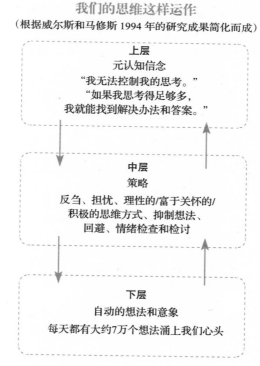

我们的思维这样运作
（根据威尔斯和马修斯 1994 年的研究成果简化而成）

上层
元认知信念
"我无法控制我的思考。"
"如果我思考得足够多，
我就能找到解决办法和答案。"

中层
策略
反刍、担忧、理性的/富于关怀的/
积极的思维方式、抑制想法、
回避、情绪检查和检讨

下层
自动的想法和意象
每天都有大约7万个想法涌上我们心头

下层：自动的想法和意象

在这个层面上，我们每天都会被冲动、想法、意象、知觉、记忆和信念压得喘不过气来，因为我们的大脑可以产生成千上万的冲动、想法、意象、知觉、记忆和信念。我们无法影响这些想法、联想和冲动的到来。它们是自然而然产生的，也是完全可以理解的，是在经历和体验的基础上，在潜意识中产生的——无论它们是好的还是不好的。比如说，如果你曾经对你很爱的人失望并被伤害过，那么当你想进入一段新的感情时，你会很自然地紧张和没有安全感。这些自动化的想法来源于过去的经验，是非常正常的。是否对这些不由自主的想法和感受进行处理，这决定了我们的心情和状态。我们选择用哪种方式来处理这些想法，这决定了下一个层次，也就是中层。

中层：策略

在这一层面上，我们的策略是用以对抗在最低的、无法控制的层面上产生的想法和感受的。这些策略决定了这些想法和感受是转瞬即逝，还是停留在我们的意识中继续循环往复。所有主动的策略，比如反刍和担忧，都会让想法的流转保持不断。我们或多或少都会有意识地应对下层的冲动，并自愿地、有选择地从我们对思想和感情世界的元认知基础知识（我们是从心智的上层获得这些知识的）中采取策略。例如，如果我们觉得自己对眼前的这份工作失去了兴趣，我们的策略可能就是分析一下当时的情况。我们会用头脑分析我们的要求、经验，然后寻找一个解释，看看是什么原因让我们缺乏热情。我们会调查一下到底发生了什么变化，是时候找一份新的工作了吗？是否该转向一个全新的行业？是时候开始接受继续教育了吗？

当你通过思索找到一个解决方案或决定时，好极了，你可以继续自己的生活。但是，优秀的分析技巧是不足以应对内心世界的。反刍只会催生新的思考和猜测，而这些思考和猜测占据了我们每天好几个小时的时间：我负担得起培训教育的费用吗？我需要抵押贷款吗？我们能搬到别的地方住，节省一笔开支吗？孩子们也必须转学吗？

上层：元认知信念

在上层，即元认知层面，是我们对自己的想法和思维过程的看法。当我们必须决定要用什么策略处理我们的冲动、想法和感受时会达成的信念也位于这一层。我们每天都会产生成千上万个念头，没有足够的时间平等地照顾到每一个想法，因此，我们要选择处理哪些想法，忽略哪些想法。比如说，如果我们接到了公司的解雇通知，我们就会思考被解雇的原因是什么。他们为什么要解雇我？我们认为，反刍可以帮助我们找到问题的答案。同时，我们也会觉得，我们无法控制自己是否在反刍。我们每天花 2 小时还是 10 小时来思考，这似乎是随机的，是无法控制的。我们的元认知信念决定了我们是否沉溺于反刍，或者说我们是否觉得自己可以做出决定。所以，位于上层的是我们的知识、我们的如下信念：我们可以影响我们处理想法的方式，控制我们的策略，从而应对我们的思想流。

接下来，我想结合一位女患者的故事来进一步说明这个 S-REF 模型。因为和前夫有很多矛盾并刚刚离了婚，她来到我的诊所寻求帮助。她一直都在和前夫争吵不休：孩子们应该和谁住在一起，应该如何抚养他们，是否应该由他们决定在爸爸家还是妈妈家过节。她每天都担心孩子们和前夫相处得好不好，以及前夫能不能单独照顾好孩子们之类的问题。提出离婚的人是她，她还能算是个好妈妈吗？这些想法首先出现在思维的下层，它们是自动产生的。

这位女患者花了很多时间反复思考。每天她都要求自己，一旦把孩子们哄上床，她就坐下来思考，寻找这些问题的答案。她会仔细考虑发生的每一件事，并且把它们记在自己的日记里。这种反刍和策略性的计划发生在她思维的中层。

她确信自己对反刍没有控制力。她反复思考着，浑然不知每天是花了 1 个小时还是 10 个小时。她确信，只要坚持足够长的时间，反刍就会对她有所帮助——反刍很有用。她处理这些想法的目的是减轻因想法所受的痛苦，甚至（如果有可能的话）让想法完全消失。此外，她还希望能够得出结论，即她仍然是一个好母亲。这些认为"反刍是不可控制的，但却是有用的"元认知信念位于她思维的上层。

元认知疗法知道答案

我们都知道下面这个元认知体验的例子。在玩纵横填字游戏并需要找到以"绿色宝石"为提示的词时，我们就会碰到"话在嘴边现象"："啊，它叫什么名字来着？我知道，但我就是想不起来。"我们知道，我们是认识这个词的。但由于某种原因，我们无法从脑海中回忆起它来。我们是怎么知道我们知道答案，却想不起来的？这是因为我们的大脑或我们的元认知对我们的知识有一种概观——即使我们没有立刻想起它。我们的中层决定了我们选择哪种策略来展示这些知识。

有些人使用集中注意力的策略，试图从记忆中挖掘头脑中隐藏的知识，用所有的精力来思考绿色宝石的名字。还有一些人则使用更结构化的策略，例如，按字母顺序查找正确的名字。首字母是 A 吗？还是 B？然而，最有效的策略通常是尽可能少地这样做，把问题放在一边。然后，我们的内在控制系统就可以深入它的"档案"，寻找答案。过了一段时间，我们就会突然想起："是玉！玉是绿色的宝石！"

问题的关键是，大多数问题都不会因为我们反刍而得到解答。我们的元认知是完全自主地为我们工作的。

导致大多数精神疾病的主要原因

我们大多数人都有绞尽脑汁解决问题的倾向。我们相信，我们可以通过自己的心理功能和思维过程（认知）"挤出"问题的答案。然而，当我们想回忆起一些东西或运用知识时，最有效的策略就是尽可能少地去做。要么是答案自己来，要么是问题继续前进，然后被遗忘，因为它们可能本来就不那么重要。

并不是大量不愉快的经历和消极的想法导致了抑郁症。相反，威尔斯和马修斯的研究发现，包括抑郁症在内的所有精神疾病的主要原因都是认知注意综合征（cognitive attentional syndrome，CAS）。

他们就这样找到了自己最初提出的问题的答案：如果我们的心理能自我治愈，为什么有些人在经历人生危机后会得抑郁症，而另一些人却不会呢？答案在于我们对自己的想法、问题和人生危机的关注程度。简言之：反刍让我们进入了抑郁状态。

认知注意综合征不是传统意义上的综合征，因为它不是症状的一种集合，即顾名思义的症候群。在这种情况下，综合征是 4 种基本策略的总称，这些策略一旦被过度使用，就会放大我们的负面想法和情绪，从而导致抑郁症或其他精神疾病。这 4 种策略分别是：

- 反刍
- 担忧
- 情绪检查
- 不当应对方法（回避情境、压抑想法、过度睡眠、酗酒或类似行为）

我们偶尔会被一些灰暗的、消极的想法击中，并为此思索或担心一阵子，这其实是很有必要的。同时，这也是非常自然的事情，根本称不上是问题。只有当我们把所有的注意力都集中在这些负面的想法上时，才有可能导致悲伤情绪甚至抑郁症的出现。

患有精神疾病的人会过度使用这4种策略中的至少一种，甚至是全部：比如每天反刍几个小时，不断地忧虑，不断地检查自己的情绪，或者用睡眠或酒精来麻痹自己的思想。这些对策略的过度使用几乎在所有精神疾病患者身上都可以看到。然而，不同疾病患者的侧重点也不尽相同。比如说，抑郁症患者往往更倾向于反刍，焦虑症患者则更倾向于担忧。

这是否意味着，患上抑郁症是患者本人的过错？是不是因为他们的想法和猜测太多？不，当然不是这样。任何人都不应该在自己精神痛苦时感到内疚，沉浸在抑郁的黑暗之中并不是反刍者的本意。

我们都自有一套处理想法和感受的方法。大多数人在童年和青春期的时候都发展出了相关的应对策略。简单来说，掌握这些策略的方式有以下2种：

1. 模仿我们的父母或我们敬仰的其他人，或者按照这些人的要求去做。比如说，如果父母告诉我们"做决定前深思熟虑很重要，比如说在择偶或择业前"，那么我们有些人就会按照字面意思理解这条信息，用一生中的大部分时间来反复思考这个问题。

2. 通过观察别人的反应，以及看到行为中有积极影响的一面来学习。比如说，如果我们在学校里因为分析能力特别强而得到了赞赏和鼓励，那么我们以后就会更多地使用这种行为。

我们也可以通过治疗来学习和掌握新的策略。元认知疗法可以帮助我们找出不适合自己的策略，并用合适的策略来代替它们。

认知注意综合征的这4种基本策略都是为了解决问题，重新获得控制，或者以其他方式应对我们生活中的状况。所有的人都会使用这些策略，这也是它们对我们基本上没有伤害的原因。如果我们在被解雇以后陷入反刍，我们可以称之为反思——反思自己为什么会被解雇，我们是不是做错了什么？如果我们在离婚后很担心自己的孩子，我们可以称之为关心。如果我们离婚后总是躺在沙发上回顾自己的情况，我们可以称之为自我关心，而这并没有什么问题。

悲伤是一种相当正常的状态

产生消极的想法和悲伤的情绪是完全正常的，这不会自动导致抑郁。只有当我们把悲伤的想法坚持太久，也就是说，只有一直在关注它们并过度反刍，我们才有可能出现抑郁症状。根据医学指南，只有特定数量的抑郁症状在你身上至少出现2周，你才能接受诊断。如果是丧事的原因，比如亲人去世，那么这些症状必须至少出现 2 个月，才能被确诊为抑郁症。

只有当我们认为这些策略是必要的，而我们既无法影响也不能限制它们时，才会出现问题。我们花在思考上的时间决定了这是不是一种有用的自我分析，是否会导致过度分析，或者是否可能导致抑郁。每天分析一次自己的想法和感受，和每天花 10 ～ 12 个小时去反刍是有着本质区别的。

彻底停止反刍，停止忧虑，不去注意自己的情绪，心情不好的时候避免一直躺在沙发上，这样是不是更好？不，这也不是解决问题的办法。当然，我们要思考问题，也要从内心去解决问题。然而，我们不应该一整天都这样度过。

下面的例子可以让你认识到认知注意综合征的程度区别。两个男人在裁员大潮中丢掉了工作，他们互相给予对方支持。他们俩都觉得被解雇是很丢脸的，内心充满了消极的想法和感受："我为什么会被公司解雇呢？我还能找到别的工作吗？"他们的妻子都很理解和同情他们的遭遇，两人在家庭中找到了很多安慰。即便如此，他们还是因为没有收入而产生了让妻儿受罪的沉重压力。

然而，不久之后，他们的行为开始有了根本性的不同。其中一个人意识到，他的反刍循环只会让他一直陷于心情不好的沼泽之中，他觉得他欠自己和家人一个交代，应该重新振作起来。而另一个人除了反刍和寻找问题的答案之外别无他法。在反刍过后，他产生了一连串的新问题，然后他又试图通过反刍来理解这些问题:"我现在是不是完全失去了对自己想法的控制?我到底怎么了?"

结果不用多说,这两人中的第一个人继续前行,找到了新的工作。另一个则陷入了抑郁症,去看心理医生并开始服用抗抑郁药物。两人做法的唯一不同之处是,他们花了不同长度的时间反刍自己的处境。

接下来,我将逐一解释认知注意综合征的 4 个要素。

策略 1:反刍

反刍会导致沮丧和抑郁等症状,如失眠、缺乏精力、注意力和记忆力受损,在最严重的情况下,还会让人患上抑郁症。导致过度反刍的原因一般有 3 个:第一,人们根本不知道自己在反刍;第二,人们深信,他们无论如何也控制不了自己的反刍;第三,人们确信反刍是有用的。

通常情况下,反刍是从是什么、为什么和怎么样的问题开始的:

- 我出了什么问题?我要怎么做才能走出抑郁?
- 为什么我觉得生活没有任何意义?我为什么这么抑郁?为什么我什么都不记得了?
- 我怎样做才能弥补我的过错,弥补我的不足?

策略 2:担忧

认知注意综合征的第二个策略就是担忧。对于大多数人来说，烦恼是生活中自然而然的一部分，就如同快乐一样。我们会担心各种各样的事情：餐后甜点会不会太甜，我们有没有忘记锁门，拿到新驾照的少年能否足够小心地驾驶，在下一轮公司裁员中我们是否可能被解雇，我们能否顺利通过考试，同事是否喜欢我们。这些担心都是很正常的，也是合适的。只有在特定想法上滞留太久，担忧才会成为一种心理问题。

如果你害怕你的伴侣出轨，你可以放下这个想法，或者也可以卡在这个想法上，担心他是否会在圣诞聚会上出轨。如果你被自己的烦恼冲昏了头脑，过度地处理它们，你就有可能出现压力症状，如心跳加速、高血压和头晕等。即使你的恐惧远没有那么具体，你也可能产生这些生理反应。"如果我生病了怎么办？如果我最后还是不被允许参与这个项目该怎么办？如果我一直没有好转呢？"如果你抓住这些想法不放并继续担心下去，你出现焦虑和抑郁症状的风险就会增加。如果你已经抑郁了很久，甚至得过抑郁症，你就会知道这些烦恼在脑海里转来转去的感觉。也许，你还会害怕这些烦恼永远不会消失。

与反刍不同，担忧的问题通常是从"如果……"开始的。例如：

- 如果抑郁症损害了我的大脑，怎么办？
- 如果我的家人受够了我，我的配偶想和我离婚，怎么办？
- 如果我的抑郁症永远都不会好转，怎么办？

策略 3：情绪检查

适用于前面两种策略的方法，也适用于这里的第三种策略。偶尔听一听自己内心的声音，这是很正常的。我们每个人都会有这样的感受：不管是快乐、悲伤还是郁闷，我们都希望得到一点关心。我们每个人都有过这样的经历：有些阶段我们比别人更难过，脾气更暴躁，但在某一天突然发现自己的精力又充沛如初了，心情也更舒畅了。然而，长期检查自己的情绪，可能会成为长期持续的抑郁症的导火索，甚至会直接导致抑郁症。这是由于我们花在处理情绪上的时间太长了。你是否总是感觉自己心情很糟，需要在沙发上躺一整天？你是否每天都会检查好几次自己的心情，看看它是否发生了变化，是变得开心了一点还是悲伤了一点？

你经常会问自己以下问题：

- 我今天过得怎么样？
- 我是不是比平时更伤心？
- 我为什么会伤心？

如果你经常感到抑郁，或是已经或曾经得过抑郁症，你可能就会更多地关注自己的情绪。检查自己的想法和感受，希望借此避免抑郁症的发生，是一种常见的策略。如果你感觉到悲伤的情绪又在上涨，你要采取正确的预防措施，然后计划照顾好自己，放慢生活节奏，这样就不会更难过了。这是一个非常吸引人的策略，但需要从日常生活的其他事情和目标上抽出时间和精力，所以可能会产生完全相反的效果：你面临着压力增加和出现抑郁症状的风险。

密切观察自己情感生活的人会不可避免地察觉到各种细微的异常现象。为了让我的患者清楚地了解他们情绪的波动，我会问他们这样一些问题，比如：上个月你在早上醒来时，有多少次给自己的幸福感打分在 8 分及以上（满分为 10 分）。我们的情绪是动态的，每天都在变化。我们都知道，有时候早晨醒来，我们的心情就是莫名地比前一天更糟。因此，当我们伤心的时候，最好的办法就是尽量少做一些针对这些伤心想法的事情，让我们的情绪做自我调节。情绪就像呼吸一样：即使我们不时刻关注呼吸并试图以某种方式呼吸，它也会进行自我调节。

策略 4：不当应对方法

第四种可以产生完全相反的效果的策略，我称之为不当应对方法。这个名词涵盖了我们为缓和和麻痹不愉快的想法和感受所做的一切。这些方法经常被使用，但类似于过度的反刍、担心或不断的情绪检查，它们会产生过量的悲伤想法，甚至更严重的焦虑和抑郁症状。对于患有抑郁症的人来说，这会使他们的病情明显恶化。接下来，我会举几个例子进一步解释该策略。

1. 我们回避或压制某些想法和感受。

产生抑郁症的原因是负面的想法太多，这是一种普遍的、几乎不可动摇的观点。在这个前提下，避免或压制这些想法是有意义的。但是，我们的是不能绕着想法走的，我们越是专心避开这些想法，就越能确定这些想法在支配我们的意识。

2. 我们努力将消极的想法和信念转化为更积极、更现实的想法。

用更具关怀的和现实的眼光看待自己的策略是很吸引人的。"你已经尽全力了，一切都会好起来的。"我们一遍又一遍地这样对自己说。然而，这种策略耗费了我们大量的精力，只能引发更多想法。你的问题不在于消极的想法，而在于想得太多了。

3. 我们对自己生气，是因为我们有某种想法或感受。

有些人因为精力不足而对自己发火（比如说，他们为在电视机前虚度了一个晚上而生气）。或者，对曾经的爱人的感情发生了变化，甚至当爱情已经消失的时候，有些人就会自责。又或者，有些人不再喜欢过去认为有趣和刺激的活动了，如运动、参观博物馆、与朋友共进晚餐等。对曾经带来快乐的活动和关系不再感觉良好时，我们会变得既悲伤又沮丧，这是可以理解的。然而，如果你因此对自己生气，你就只会给反刍创造新的素材："我为什么脾气这么暴躁？为什么我就不能振作起来呢？我到底做错了什么，没有什么能给我带来快乐了吗？"指责自己缺乏精力和缺乏感情的策略并不会带来更多的积极想法——恰恰相反，它确保了我们对自己的反刍进行反刍，我们反刍得更多了。如果我们想强迫自己思考和感受别的东西，我们就只会用新的消极想法取代旧的，重蹈覆辙。

4. 我们比平时睡得更多。

　　情绪低落或感到悲伤的时候，我们通常会减少精力的储备。因此，我们在这些时候更需要休息或睡眠时间，早早上床睡觉或者睡个午觉都是好事。在这样的日子里特别关爱自己也是我们应该做的。然而，如果让这个习惯占据上风，这就是一种不当应对方法，可能引发更多的疲劳、沮丧和抑郁症状。在沙发上或床上躺上几个小时并不会使我们更有活力，也不会变得更快乐。对于有抑郁症状的人来说，疲惫、精力不足、极少的体力储备是他们忠实的伙伴。因此，为了恢复更多的体力和精力，长时间的休息是非常吸引人的。但这个策略的问题在于它的效果恰恰相反。如果你每天睡眠或休息的时间超过 7 个小时，你只会感到更加疲惫和沮丧。

5. 我们用毒品或酒精来麻痹自己的感受。

　　在经历了漫长而忙碌的一天后，和同事们共进晚餐时喝上一杯葡萄酒，或者一杯啤酒，都是非常美妙的。在压力大的时候，如果你一直因为家里有人生病而忧心忡忡，或因为夫妻关系特别紧张而焦头烂额，那么喝上几杯葡萄酒可以起到安神的作用。然而，我们都知道，这种舒缓的效果只是暂时的。酒精会给人一种自由和轻快的感觉，但当醉意消退后，思绪又会全数涌现。此外，酗酒只会引发更多的负面想法，因为我们最终会恼怒于自己没有节制。这些想法会使我们陷入无法控制和管理的恶性循环。酒精造成的另一个负面后果是，它使我们无法控制自己的反刍。长此以往，我们就将控制权交给了酒精和外界。

有些人选择逃避到对酒精或其他麻醉品的幻想中去。这些想法具有令人上瘾的特点，可以取代悲伤和愤怒的反刍——但只是暂时的。忽然想喝一款清爽可口的啤酒，这是非常正常的。但如果你每天产生六七次这样的幻想，那就不好了。这事实上增加了你出去大量饮酒的机会。对这种策略的依赖导致我们除了要对抗抑郁的想法之外，还要处理超重和酗酒的问题。

6. 我们避免在工作和空闲时间进行社交。

身体舒适、精力充沛的时候，大多数人都喜欢和朋友、家人在一起，组织聚会，参加工作单位、孩子学校或俱乐部的活动。然而，如果我们情绪低落，我们就更倾向于避开人际交往和社会活动。当然，减少和避免一段时间的社交活动是完全可以的，但如果失控的话，这种策略就是不合适的，就像尿裤子取暖一样。比如，不用去参加朋友的生日聚会，也不用去参加舅舅舅妈组织的家庭聚会，这起初会让人感到很轻松，但这种感觉不会持续太久。事实上，避免社交接触只会增加你反刍的时间。因为现在你又要考虑，不去参加这些社交活动是不是一个错误的决定，以及其他参加聚会的人对你的看法：他们会不会生气，会不会嫌弃你是那种总是拒绝好意的人。社会孤立使你增加了自己的反刍时间，从而导致抑郁症状。

回避社交活动的另外一个原因在于，别人的快乐会引起我们新的消极想法和额外的反刍。因为那时可能会出现这样的问题："别人都这么快乐，都比我过得好。我的生活没有意义，但其他人有目标，有对未来的计划。"

回避策略总是不恰当的，因为它只能提供短暂的安慰。长期来看，这样的做法会让我们永久处在抑郁症状中。如果逃避生活，我们就不会体会到，我们其实可以很好地应对生活带来的挑战。如果我们切断自己与外界的联系，就会错过潜在的可能改善我们心情的经历。如果我们还是对这些社交活动请了病假，我们就为自己更深地陷入反刍的旋涡、变得更加忧虑、不断地检查自己的情绪创造了最好的条件。

7. 我们避免考虑未来和制订计划。

当我们缺乏精力、被恐惧所困扰的时候，我们就会努力压制对未来的想法，不想制订计划。我们没有解决我们所面临的问题，而是完全避免思考这些问题，不去正视和面对现实。然而，如果我们闭目养神太久，问题就只会变得越来越严重。最终我们会觉得，我们必须拿出更多的精力来避免去想它们。

接下来，我会结合一位女患者的例子逐一阐述认知注意综合征的 4 个要素。她一直苦于无法与她成年的、有心理和社交障碍的儿子保持距离。儿子一直给她打电话，向她要钱。她屈服了，尽管她知道自己这样做对儿子没有长远的帮助。此外，这位女患者每天都要花上几个小时的时间来思考和担心自己行为的后果，她不知道为什么自己没有足够强大到对儿子说"不"。这两个问题都产生了新的问题，她觉得自己陷入了无法控制的恶性循环（**反刍**）。一段时间后，她出现了睡眠障碍，又开始严重担心持续的睡眠不足是否会对自己的健康造成影响（**担心**）。她也担心自己的儿子，给他打电话、写信。她下载了一个应用程序，开始监测自己的睡眠时间和睡眠质量（**情绪检查**）。当她发现自己没有睡够的时候，新的烦恼又出现了。她的情绪变得如此糟糕，以至于她退出了所有的社会活动（**不当应对方法**）。所有的反刍、担心、睡眠监测和回避行为，导致我的这位患者出现了抑郁症状，她感到悲伤、虚弱和不快乐。

这位女患者的想法一开始是很正常的。她的儿子遇到了麻烦，这让她很郁闷。问题是，她整天都在思考这件事。在她屈服于儿子要钱请求的日子里，她担心自己对儿子造成伤害。而在拒绝儿子要钱请求的日子里，她又自责对儿子的支持和关心不够。

当这位女患者开始接受元认知治疗以后，她发现自己的问题并不是不能说"不"，而只是反刍得太多，她学会了自己帮助自己。她决定，无论屈服于儿子的要钱请求与否，她都要大幅度减少自己的反刍。从此，她每天只花 1 个小时的时间反刍。这种限制很快为她提供了更多精力，她的抑郁症状也减轻了。几周后，她发现，她越来越容易说"不"了，因为她不再需要与悲伤和自卑做斗争了。

反复思考的 5 种信念

在消沉、沮丧或患有抑郁症的人中，4 种共同构成认知注意综合征的策略（反刍、担心、情绪检查和不当应对方法）通常被频繁使用。在短期内，它们具有积极的安抚作用。比如，面对一个问题进行透彻的思考似乎是有成效的，因为其直接效果是一种概览全局的感觉。向朋友倾诉自己的烦恼与忧虑可以快速平复心情。当你早上醒来，发现自己的情绪发生了积极的变化时，这是一件非常令人欣慰的事情。而且，避开可能引发负面想法和感受的社交接触，也可以让你立刻放松下来。

但遗憾的是，这些策略的效果并不持久，频繁使用它们反而会加重抑郁症。

在患有抑郁症或焦虑症的人群中，普遍流传着一种观点，即他们需要特别小心地关注自己的变化，必须尽一切可能及早识别危险信号。但这种策略可能会成为一种自我报复。如果你过度自省，你就会发现，哪怕是最细微的情绪波动也会引发新的反刍："为什么我的心情变得这么差？哦不，我是不是又要得抑郁症了？"

就像我之前说的，元认知疗法并非旨在回避反刍和担忧，而在于限制我们内省的时间，从而让我们把注意力转移到外界。通过这种方式，我们可以获得更多的快乐，能够最大限度地减少甚至摆脱自己的抑郁症状。如果你患有反复发作的抑郁症，那么这个策略可以帮助你避免复发。

要改变维持抑郁症的机制，我们必须首先找出导致认知注意综合征的原因。

这时，问题就变得有点复杂了。因为答案位于我们的元认知信念中。这些都是我们内部控制系统中的信念，决定着我们的行为（S-REF 模型的上层）。这些信念以我们关于思想和思维过程的知识和想法为基础。

阿德里安·威尔斯和他同事的研究发现，有 5 种元认知信念会导致一些人比其他人更常陷入反刍。每一种信念都强化了反刍和担忧的倾向。

1. 缺乏意识："我都不知道自己在反刍。"

元认知信念与我们的意识相关。要想控制好自己的反刍，关键是我们在进入思维"黑洞"的时候注意到这一点。许多人（无论是抑郁症患者或有抑郁症状的人，还是未受影响的人）都会在不经意间沉溺其中。当他们从麻木的反刍中走出来时，才发现自己已经在自己的小世界中度过了几个小时，完全被自己的想法所吸引，仿佛与生活和周围的世界隔绝。

2. 失去控制："我无法控制自己的反刍。"

虽然我们知道自己在反刍，但还是会觉得自己无法影响反刍。我们无法控制自己的想法（它们在 S-REF 模型的下层不受控制地冲击着我们），但我们可以限制自己反刍的时间。

元认知信念认为这其实是初级的出发点。我们还需要用正确的方法来控制自己的反刍，使用恰当的方式和技术。

3. 被动: "没有动力，我什么都做不了。"

第三种普遍流传的观点是，某些运动（比如起床或跑步）只有在你有动力和正确心态的前提下才能进行。我们都理解这种感受: 在一个灰蒙蒙的星期一早晨，我们会产生一种不可抑制的欲望，想要躺在温暖的被窝里。有人坚信，自己可以行动起来，从床上爬起来，在没有什么强烈欲望的情况下去工作。还有些人则是等着被激发动力才起床去上班。相信自己可以不带欲望地行动，这在很大程度上决定了我们是否能够坚持一个有规律的日常计划，不管我们的想法和心情如何。

4. 好处: "当我反刍的时候，我就可以找到解决方案和答案。"

第四种元认知信念，就是利用反刍的好处。它决定了我们反刍时间的长短。如果我们相信反刍能给我们提供答案和解决方案，那么花上一整天反刍就是有意义的。例如，我的许多患者都相信，反刍会使他们更具有创造力、艺术性和智慧。因此，当我向他们解释走出抑郁症的方法是限制反刍时，他们往往觉得这很矛盾。还有一些人坚信，处理思想和感情需要投入精力，比如说要谈论它们几个小时，这样才会不那么棘手。

5. 生物学: "我的抑郁症是自然生成的——我不能左右它。"

第五种元认知信念基于一个广为流传的假设，即抑郁症是一种生物性的、遗传性的疾病。有人认为，自己患抑郁症是因为大脑供血不足，缺乏信号物质血清素，所以才会产生特别消极的想法，非常敏感，或者感情比别人的强烈得多。如果你坚信疾病来自内部缺陷，或是性格所致，那么你就不会承认你是可以控制自己的病情的。在试图减少反刍时认识到抑郁症不是由独特的遗传特征引起的，这一点至关重要。

我们可以控制自己的想法和感受

在刚开始接受元认知治疗时，部分患者确信他们无法控制自己的反刍。他们相信，想法突然出现后，他们需要全神贯注去对待它。他们也无法控制反刍的持续时间。还有一些患者经常听说抑郁是由大脑的缺陷导致的，他们完全惊讶于这样的信息：大脑一切运转正常，是他们采取的应对策略导致了抑郁。

如果你也存在类似偏见，那么我想请你继续阅读下去，给元认知治疗一个机会。因为你可以做出改变。有很多方法可以预防抑郁症状，在很多情况下，你甚至可以完全克服抑郁症。在元认知治疗中，就像你在书中遇到的我的 4 位患者一样，你会经历 5 个元认知阶段：

1. 你要学会意识到自己的触发性想法和反刍的原因，以便尽早干预。

2. 你要学会相信你可以控制你的反刍，这样你就可以限制它。

3. 你不再相信反刍能帮助你解决问题。不管这是因为它们和你的工作或私人生活有关，还是因为你害怕变得抑郁或无法摆脱抑郁。

4. 你发现不管自己的心情如何，你都能坚持你的计划。这意味着你可以在日常生活中做一些你不是很想做的事情。

5. 你学会相信你的想法与感受是正常和安全的，你不会成为"抑郁症基因"的受害者。

在元认知治疗的过程中，我一直陪伴着我的患者，告诉他们如何克服那些阻碍他们的信念。他们要学会控制反刍，并认识到自己在预防和克服抑郁症上发挥着非常重要的作用。

当然，治疗并不能保护你在生活不如意的时候不伤心。悲伤、渴望和痛苦是所有人都经历过的感受。但在治疗之中，患者会体会到，他不必沉浸于自己的想法和感受，他可以学会控制。

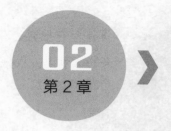

02
第 2 章

识别触发抑郁的想法

我们在第 1 章中提到了反刍、担忧、情绪检查和不当应对方法。这看起来像一座需要翻越的大山。你应该如何摆脱旧的习惯？这有可能吗？我不能向你保证它很容易而且非常快速见效。但我可以向你保证，在接下来的章节里，我将一步一步地陪你踏上你的元认知之旅。

我们的大脑被设计成这样：它可以不断地向我们输入信息——每时每刻，夜以继日，从不停歇。与我们的其他器官一样，这是自然和动态发生的。我们的心脏跳动，我们的胃消化吸收，我们的大脑为我们的意识提供想法和意象。

这些输入大脑的内容是记忆、观察的混合体，其数量和内容时时变化。

试着问一问自己以下问题：

- 我昨天产生了多少个想法？
- 那些想法现在在哪里？

正确答案其实是：这些问题是不可能得到解答的。

没有人能数出自己有多少个想法。每个想法都有自己的"生命"。它们不一定有清晰的开始和结束，而是相互交织，因此无法被计算出数量。研究人类大脑中想法数量的研究人员估计，每人每天会产生 3 万～ 7 万个想法。

我们可以把自己的想法比作一列火车，这列火车会经过一个有许多轨道的火车站。城际快车、城市快铁、地铁和区域列车驶进驶出，连续不断，有数百个不同的目的地。每一列火车都代表一种或一串想法。

举个例子，你可能会想："今天的晚餐我该做什么？"当我们忙于其他事情时，比如看书或用手机查看电子邮件的时候，这个想法肯定会出现在我们想法火车站的某条轨道上。我们要么跳到这个想法上，继续思考以下几个问题："冰箱里还有什么？也许我应该在回家的路上买一袋土豆和西兰花？"我们可能会中断这个想法，因为我们突然想起自己被邻居邀请共进晚餐。要么我们搁置思考，全神贯注地把注意力转移回书本或手机上。

问题是，我们是否有意识地就是否处理一个想法做出决定。如果我们没有对想法投入精力，它会发生什么变化？答案是：想法在本质上是转瞬即逝的。如果我们没有跳上想法的火车，它们有时可能会停在火车轨道上，但更有可能的是沿着轨道离开。

什么样的想法会吸引我们的注意

大多数想法都是毫无意义的。然而，在我们大脑每天产生的大量想法中，有一些想法比其他想法更能触动我们。这些想法对我们来说是有意义的，能够吸引我们的注意。在元认知治疗中，我们称这些想法为"触发性想法"（trigger thoughts）。trigger 在英语中是扣动手枪扳机触发射击的意思。所以，触发性想法就是可以触发一个巨大反应的想法。

触发性想法会在我们心中触发美好的事情：我们期待着和全家人在一个阳光明媚的希腊海岛上度假。一想到户外新鲜的空气和月色迷人的温暖夜晚，我们就会心情很好。

触发性想法当然也会引发对悲伤事物的反刍，使我们陷入反刍的循环之中：离职、工作场合中的冲突或家庭纠纷。当你处在一个困难的生活阶段时，你自然会产生比积极想法更多的消极想法。这些想法的产生可能会成为通向抑郁症状的第一步，所以我们必须尽早将其识别为触发性想法，这样我们就可以在它们拖走我们之前对它们置之不理。

我们怎么知道哪一种想法是触发性的呢？给想法分类可能是有点棘手的。触发性想法是联想链中的第一个想法，它还没有转变为长期的反刍。就好像一列火车，由于连接了越来越多的车厢，这列火车就会变得越来越重，行驶得越来越慢，直到最后，它几乎连一座小小的山丘都爬不上去了，触发性想法的发展路径就是这样。我们和触发性想法在一起度过的时间越长，我们就越忧郁和沮丧。

吸引我们注意的想法如何导致反复思考

改变我们的内部控制系统的第一步就是识别这些触发性想

法，我们不应该跳到触发性想法的火车上。我们越早认出它们，就能越早从它们身旁经过。

正如我前面已经提到的，这些触发性想法有各种各样的伪装，但造成问题的并不是它们的数量。其中一些想法（比如关于晚餐吃什么）是中立的，不会造成危害。如果早上 10 点我产生了一个想法："我今天晚饭做什么吃？"我可能很快就能决定做咖喱鸡块和焗烤花椰菜，或者暂时不考虑这个想法，直到下午去逛超市时再做决定。在其他的想法中，被动的观察和放手要更困难一些。例如，一个类似于"为什么我总是那么悲伤"的想法可能会激活反刍："我的同事不喜欢我，我犯了太多的错误，而且我一直是个很无聊的人，以至于我的丈夫在我们的婚姻中非常不开心。"关键在于我是处理这些想法，还是置之不理。"为什么我总是那么悲伤"这个想法停在我的思想轨道上，敞开火车的车门引诱我进入。但是，我并不是非得跳上这趟车，一个劲儿地思考这个问题。一旦跳上去开始分析这个想法，新的想法就会被添加进来。形象地说，我想法的火车上加挂的车厢越来越多，火车变得越来越重，速度越来越慢——我的情绪也随之变得愈发糟糕。

我喜欢把我们的思想流和回转寿司运送带上的小盘子做比较。带着寿司（想法）的盘子像一条稳定的河流从我们身边流过。你可以伸手去拿其中任何一个盘子，或者让它继续回转。如果你没有抓到其中一盘寿司，它就会停留在运送带上，向转角处移动，直到消失在你的视野之中。即使不久以后，这盘寿司第二次经过你身边，你也不一定要拿起它。"我很伤心"这样的消极想法就是如此，你可以处理它，也可以选择不去处理它。

即使是"周末我想做什么"这样相对中性的想法，也可能会成为一个触发性想法。因为它很快就会导致产生其他的想法："我周末没有计划，要不要问一问别人有没有打算做点什么？如果大家都没有时间，或者只是礼节性地同意和我一起度过周末呢？我懒，反正别人跟我待在一起也没什么意思。那么我该怎么办呢？周末就这么一个人无聊地待在家吗？哦，我的生活真无聊呀！"一个想法产生下一个想法，连续不断，经过几个小时的反刍，结果可能就变成了："我的生活毫无意义，空洞无物，我很无聊，没有人会愿意和我在一起。"

这个例子非常清晰地展示了一个原本无害的想法是如何发展成存在主义反刍的。当这种想法的旋转木马在我们的脑子里转了几圈，并且持续几天以后，它就可能会升级为令人沮丧的结论："一切都没有希望了。我的存在完全就是一个灾难。没有人会喜欢我。"

▶ 我们在实践中是这样做的

这样你会认识到你的认知注意综合征的程度

当人们来到我的诊所，想要摆脱抑郁症时，我会在治疗一开始时就和他们聊一聊元认知注意综合征。我帮助患者对自己的认知注意综合征生成一个印象，从长远来看，他们就会学会控制其中对自己影响最大的特定因素。

反刍、担忧、情绪检查和不当应对方法之间的比例对每个人来说都不一样。为了治疗过程的顺利进行和取得最后的成功，患者最好和我一起确定他的认知注意综合征的各个要素，他的回答也需要尽可能准确。

很多人一开始很难评估自己的反刍或情绪检查的程度。但是，有一个非常简单的方法可以让人比较准确地了解到他的不适当的策略。

我在这里使用的刻度尺直观并且很容易操作。我询问患者在过去的一周里反刍了多久，怎样处理自己的想法，是否试图避免或压制这些想法。

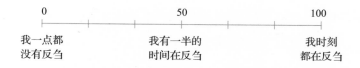

一位女患者来到我的诊所寻求帮助，因为她的丈夫出轨了。她每天都花费很多时间来思考自己的这段关系。她的丈夫因此非常难过，曾多次向她道歉，申明除了她，他不要别的女人，同时承认不忠是一个可怕的错误。这对夫妻已经决定继续在一起，但妻子发现自己很难再次相信丈夫。她的触发性想法是："他说要和我在一起，这是真心的吗？那他为什么还会出轨？"

这位女患者开始检查丈夫的手机和社交网站信息，认为如果没有发现丈夫有新的外遇迹象，她就能放下心来。然而，她的策略属于"不当应对方法"，她丝毫不能因此而放心。相反，她每天都要花上六七个小时思考："我是不是出了什么问题？我是一个好妻子吗？"她还出现了睡眠障碍，变得四肢无力，疲惫不堪，而且情绪低落。

这位女患者已经意识到自己想得太多了，她陷入了反刍。然而，她没有意识到的是，她的反刍只会加剧悲伤的思绪。相反，她坚信这样做会对她有所帮助，让她不再伤心吃醋。当她开始接受元认知治疗后，她看待自己症状的眼光完全不同了。她意识到，试图在反刍中寻找答案和解决方案只能让问题继续存在。当她学会控制自己的反刍后，她的抑郁症状大大减少了。她心情愉快了，精力充沛了，自信心也增强了。

在本书接下来的几章中，你将认识我的 4 位患者娜塔莎、梅特、莱夫和贝丽特，他们的问题并不在于出现了太多的想法，也不在于这些想法特别消极，而是在于他们想得太多了。他们花了太多的时间去反刍和分析自己的想法，这给他们的日常生活蒙上了一层阴影，使他们终日郁郁寡欢。

我们在一生之中都在反刍什么

小孩子主要关注的是父母幸福与否：妈妈为什么这么伤心？如果爸爸妈妈离婚了该怎么办？

青少年主要关注的是自己的身体、性、朋友和未来：班级里的其他同学是不是已经比我长得更高了？为什么我是足球队里唯一的单身汉？为什么我在上次的考试中发挥得这么差？我可以通过高中毕业考试吗？

成年人则有更多的话题让他们反复思考：金钱的烦恼、事业、同事及人际关系等问题都会占据他们的头脑，为什么对伴侣的感情发生了变化？那是不是一个正确的工作选择？这些问题都可能导致他们压力变大，并产生抑郁症状。

是什么想法触发了你的负面情绪

我们每个人都有不同的触发点。让甲充满罪恶感的触发性想法对乙可能一点儿影响都没有，而让乙有恐惧感的触发性想法也完全影响不到甲。这些触发点随时间推移不断发生变化，这是正常的，且与触发点所反映的我们最关心的感受有关。根据目前流行的观点，这些触发性想法可以导致任何状态，从严重的内疚、压力或恐慌发作到易怒和强烈的狂躁。

如果你害怕变得沮丧或悲伤，找出是什么样的想法触发了你的这些感受是有帮助的。

悲伤的触发性想法有如："我为什么这么伤心？为什么我没有任何感觉了？我为什么会抑郁？这和离婚、我父亲的死以及流产有关系吗？"悲伤的触发性想法一般都是负面的，随之而来的反刍会加重不良和消沉的情绪。这一类触发性想法必须得到高度重视，因为它们会导致强烈的反刍，还会引发抑郁症状。

愤怒的触发性想法有如："为什么没有人理解我？为什么我的配偶和医生如此冷漠和愚蠢？他们都是愚蠢和自私的人。他们都应该受到惩罚。"愤怒的触发性想法往往带有攻击性的内容以及对报复和惩罚的幻想。

焦虑的触发性想法有如："如果我再也不会好转了该怎么办？如果我的孩子继承了我的这种敏感性该怎么办？如果我们破产了，不得不卖掉房子搬去其他地方该怎么办？"焦虑的出发点通常以"如果……"开始，并可能导致惊恐或采取过度回避策略。

内疚的触发性想法有如："我真的应该振作起来。我必须成为一个充满爱心和活力的母亲。"内疚的导火索常常以"我应该……"为开头，并导致我们的自信心下降，在活动和社会交往中缺乏主动性和能力。有负罪感的人和容易焦虑的人一样，会回避某些场合。

绝望的触发性想法有如："我的生活毫无意义。它永远不会改变。这样的生活意义是什么？我只是我家人的负担。"绝望的触发性想法常常导致人们变得被动和不活跃，失去行动的能力。在最坏的情况下，这些触发因素会导致自杀的念头，在极少数情况下，甚至会导致自杀的企图。

自杀的触发性想法有如："我怎样才能结束这一切？反正没人会怀念我的。如果我死了就好了！"如果这种反刍持续很长一段时间，自杀的念头不断增加就一点也不稀奇了。自杀的触发性想法可能导致人们开始计划具体的自杀行动。有些人甚至会写遗书。越具体地反刍，就越有生命危险。这些自杀念头的频发增加了人们将它们付诸实践的风险。

对一些人来说，产生这些想法是令人宽慰的，因为它们可能会让这些人觉得有办法摆脱抑郁。可以说，对自杀的反刍取代了对自己抑郁症的消极反刍。

如果你有自杀的想法，请咨询医生或心理治疗师，他们可以帮助和支持你走出抑郁症。这本书只能给你出出主意，给你一些启发。

一旦你确定了你的触发性想法，下一步就是试着意识到你反刍持续的时间。这本书中提到的 4 位患者在开始接受元认知治疗之前，每天都花 6 个小时到近 24 个小时反刍。

反复思考无法解决现实问题

我把一些想法叫作触发性想法时，有些人觉得受到了挑衅，因为我似乎借此发出了一种信号，即这些想法是不重要的，或者说可以被忽略。你将在后文中认识的梅特，一开始也为此而烦恼。梅特第一次来找我治疗时，她已经被两个前同事欺负了许多年。对她来说，"触发性想法"这种说法有种居高临下的感觉，仿佛她可以轻易推开这些想法。然而，它完全不是这个意思。这些触发性想法可能是非常真实的担忧，例如梅特在经历多年的欺凌之后仍害怕社交接触。你还会认识莱夫，他在面对死亡时产生过巨大和非常真实的恐惧。还有娜塔莎，她也谈到了自己对失败的恐惧。因此，触发性想法可能是非常现实的事实，比如辞职、生病、被抛弃或破产。所以，他们才会觉得自己必须要处理这些想法。

事实上，就算是真的有理由去反刍，这么做也无济于事。陷入反刍并不能缓解被抛弃后的悲伤、被骂后的愤怒、被解雇后的不安全感，或者对再也找不到工作的恐惧。这些想法只会使任何反思它们的人感到沮丧。

我们可以轻松地了解那些让我们感觉不适的事情，而不必为之耗费大量的精力。当我这样看待自己的生活时，我意识到自己知道的东西非常多，但我并没有花费精力研究它们。我知道我喜欢吃放了很多辣椒的泰国菜，也知道我讨厌炒肝。我早就知道在选举中要投票给谁，以及我绝对不会选谁。我知道今天是星期几，我知道我要坐哪辆公交车去上班。这些常识对我来说没有更多意义。我想说的是，不愉快的事实并不需要比事实真相获得更多的空间。我们知道地球正在面临气候危机，也知道非洲儿童正在挨饿。我们有很多不愉快的想法，但它们并不是时时占据我们的头脑。有时候我清楚地知道自己很好，有时候我知道自己犯了一个错误。我们都有过觉得自己是个失败者的经历。我们都曾经相信过——不管是在一瞬间还是更长时间里——我们是世界上最蠢的傻瓜。但是，如果反刍只会产生新的悲伤的想法，我们又何必去反刍呢？又比如，即使我现在完全相信自己是个失败者，但如果我不去培养这种信念，它就会自然而然地枯竭，我的自信心就会再次上升。

我们需要控制自己想要花在反刍上的时间、精力和注意力。如果我们决定减少反刍的时间，我们就会发现，即使在困难的环境中，我们也能控制自己的反刍，从而避免忍受另一个问题：抑郁症。

过度思考会导致抑郁

从产生第一个触发性想法到患上抑郁症的道路是漫长的，需要长期而强烈的反刍。我的许多患者都被他们的想法牵着走，他们每天都要花上很多时间反刍，这就会导致抑郁症状，如沮丧、失望、悲伤等，往往还会出现睡眠障碍。我列举这些令人不愉快的后果并不是为了散布绝望，而是为了强调了解引发这些后果的原因的重要性。一旦我们完全熟悉了这些原因，我们就可以在生活中立即识别它们，并自由决定如何处理它们。

阿德里安·威尔斯设计的元认知模式图（见下图）勾勒出

了从触发性想法到抑郁症的一种路径。我想在此指出的是，触发性想法和抑郁症之间并没有直接的联系。导致抑郁症的并不是消极的诱因，因为这些诱因是短暂的，往往只持续几秒钟的时间。正是因为我们花了很多时间在反刍和深省上，才导致了抑郁症。

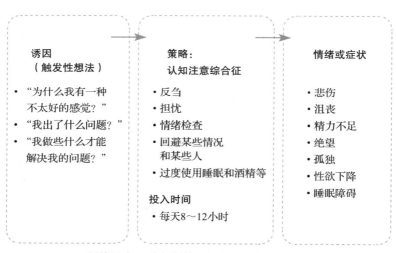

阿德里安·威尔斯的元认知模式图（2009）

抑郁症产生的原因可以从应对触发性想法的策略中找到。上面的元认知模式图显示，在较长时间内激活我们认知注意综合征的触发性想法会影响我们的情绪，产生特定的症状。比如说，如果上午有一个诱因击中了我，我因此跳上了思维的火车，并立即开始思考和分析，那么经过下午几个小时的反刍，我的心情很可能会变得大不如前。因为诸如"我的人生有什么意义"这样的触发性想法很可能最后得出的结论是"这一切都没有意义"。我们花在思索生活中内部事件和外部事件上的时间，决定了我们的悲伤和担忧是正常的，还是发展为临床抑郁症。

患者来找我治疗时，我会给他们下面这张空白的元认知模式图，然后我们一起填入他们的触发性想法、策略以及情绪变化和抑郁症状等信息。我先问他们是什么触动了他们的想法，并立即激活了他们的反刍。有时，我会给他们看已经填好的上一页的模式图，因为他们可能很难立即说出自己的触发性想法和策略。我会请患者告诉我，他们上一次出现情绪低落或抑郁的情况是什么时候。我的问题是这样的："你脑子里蹦出的第一个念头是什么？"这其实就是触发性想法。然后我会问："你是对它置之不理还是处理它？"

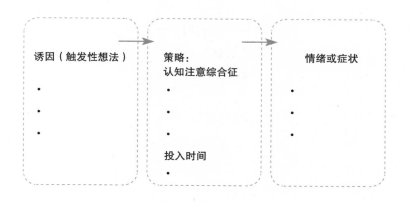

▶ **我们在实践中是这样做的**

我有什么样的触发性想法，我反刍了多久？

我们从关于思维的对话开始治疗。这可能一开始听起来有点抽象，但这是意识到你的触发性想法和反刍时间的第一步。

比如，我会先问我的患者：你一般什么时候反刍？你已经反刍多久了？最重要的问题是，是什么触发了你的反刍？

我要求我的患者尽快找到引发他们反刍的根源，这样他们就不会再花那么多时间去思考了。然而，这并不是那么容易的事情。有可能一个想法已经伴随着你回家的公交车走完了全程，或者出现在你做饭的时候或看电视的过程中，但事后你却记不起内容了。你每天花费在反刍上的时间越多，抑郁症状发展的风险就越大。

❖ 娜塔莎的案例："现在我可以打开心结，把想法和注意力放在别的事情上了。"

娜塔莎，24岁，与男友和他们1岁的儿子生活在一起。

医生第一次建议我做元认知团体治疗时，我对此几乎一点也不感兴趣。我没有兴趣和力气一直讲述自己的问题，并听别人讲糟糕的故事。我已经把我上学时的所有经历都告诉了医生，也谈了我的内心感受。我以前在精神病院里就已经讲过这些，我觉得自己不能再谈论它们了。我清楚地知道，这只会让我再次伤心，夺走我所有的精力。所以，我不得不战胜自己，参加第一次治疗。当我和其他人坐在一起的时候，我发现，每个人的"想法背包"里装着什么并不重要。对这种完全不同的治疗方法，我感到很欣慰。在此之前，我一直试图与心理医生一起，重组自己的思想，进行有逻辑的或积极的思考。我可以控制自己在自己的想法上花费多少精力，这种认识让我松了一口气。我们无法控制自己的思想，但我们可以决定是否去关注它们。这意味着我不用一直去思考。

在元认知治疗中，我了解到，我害怕的东西是真实的还是虚幻的并不重要。最重要的是，我可以控制给自己的体验和感觉多少关注和精力。

这个思维方式完全改变了我的生活。不管我经历过什么，我都可以自己决定如何处理我的想法。

艰难的青少年时期

我的抑郁症状从我小时候就出现了。我3岁的时候，妹妹出生，母亲得了重病。多年以来她不得不长期去医院做治疗，在家的时间很少。当时，抑郁症状在我身体上的反应是肚子剧烈疼痛。

上小学时，我学习一直很好。但我在社会交往方面一直面临着困难，总觉得别人对我一点兴趣都没有，不愿意和我做朋友。14岁的时候，肚子痛变得特别严重，医生检查不出任何机体原因，就介绍我去看心理医生。心理医生给我的诊断是压力性抑郁症，这是太过压抑的一种表现。虽然父亲很支持我，我也经常去看心理医生，但从此以后，抑郁症就在我的生活中反复出现。最糟糕的是，在我参加高中毕业考试前，我得了严重的抑郁症和焦虑症，不得不因此退学。

我做过一次认知治疗，这对我产生了很大的帮助。但治疗可能停止得太早了。我开始出现幻觉，听到奇怪的声音，最后被送进了精神病院。然而，我在第一个疗程后停止了在那里的治疗，因为我为了逃避这一切，和男友一起搬家到了另一个城市。我在搬家以后自我感觉好多了，但好景不长。

后来，我参加了高中毕业考试的补习班，然后在加油站找到了一份工作。不久后，加油站的副经理要请病假，我接替了他的工作。我开始意识到工作对我来说是一件多么有趣的事情，也意识到自己是多么的优秀。通过高中毕业考试以后，我进入大学的师范专业学习。半年以后，我怀孕了。我和男友很想为人父母，我们都很期待这个孩子的到来。然而，这一切都让我感到压力很大，我读的大学离我家有两个小时的路程，在大学里的社会交往也耗费了我很多精力，因为我总担心其他同学不喜欢我。我和医生谈了很多，因为我担心自己这样一直伤心抑郁下去，会给未出生的孩子带来负面的影响。最后，医生给我开了假条，并向我推荐了元认知疗法。

我最大的问题一直是担心太多。我列了许多清单，计划了很多事情，并思考了很多问题——从"哦，有没有人会因为我昨天说的那些话而恼火"到"我的头发看上去还好吗"或"我是不是太丑太胖了"。如果我不去看电影或看电视，这些问题就会一直在我的脑子里盘旋。我很难让自己平静下来，晚上更是难以入睡。我的大脑不知道休息。

一切都有了意义

在元认知疗法中，一切终于有了意义。我以前一直对自我完善和自我发展非常感兴趣。但现在我知道了，过多的自我分析只会造成新的问题。

心理医生一开始就告诉那些对元认知疗法持怀疑态度的参与者，他们根本不需要相信这种治疗方式，只需要尝试一下，这一点给我留下了深刻的印象。暂时放一放其他事情，如积极思考、冥想或练习正念。所有人都发现，这很有效果。

我认为，我们在元认知疗法小组里互相给予了很多帮助。我们没有像在其他疗法中那样，坐在一起聊上几个小时，谈论我们可怕的经历。我们每个人都有一分半钟的时间来谈一谈自己为什么参加这个治疗，然后我们就直入主题。这是非常棒的——无论是因为饮食失调、创伤后应激障碍（PTSD）、抑郁症还是其他问题来参加我们的治疗，这些原因都变得不那么重要了。我们发现，我们都产生过触发性想法，只是内容不同而已。了解一下别人的处理方式也是一个不错的选择。例如，我认为记录和被动地观察自己的想法非常困难。但我能做好的是，把我的注意力从内到外转移。因此，我只需全神贯注于我正在做的事情。例如，当我洗碗的时候，我就把自己的想法集中在泡沫上。这种能力让我彻底强大起来。以前总被感情冲昏头脑的情况发生了变化，现在我可以更好地放松，放下自己的想法，不再责怪自己为某件事情生气、愤怒或悲伤。我只需把注意力转移到其他的事情上。

在治疗中，有一个比喻是我最喜欢的："你不能一边摁住一扇门，一边从这扇你想关上的门中走过去。"你不能在放下一个想法的同时压抑这个想法。你必须让它存在并远离它。你不应该压抑自己的想法，不应该阻止自己情绪的存在。你应该改变你关注的焦点，或者把注意力集中到别的事情上。

我有一位家人最近做了脑部扫描，被诊断出疑似脑瘤，但医生又发现了一些不能直接归因于脑瘤的东西。所以他们现在需要再做一次扫描。以前，我会花上几个小时去想，去伤心。如果现在这些担心的念头出现在我身上，我知道无论如何我都不能用它们做任何积极的事情。因为我已经认识到并接受了这一点，所以我可以让这些想法飘过。我什么也调查不出来，只能等待相关者告诉我新的消息。我要做的只是过好眼下的每一天。

自 14 岁以来，我第一次坚信自己以后不会再出现抑郁症状了。我曾经固执地认为，即使我的抑郁症好了一段时间，复发也是迟早的事。但是，现在我确信，我再也不会得抑郁症了。我掌握了防止这种疾病发作的策略，所以我再也不担心这个问题了。这是多么了不起的一件事，而且只用了 12 小时的治疗！

与此同时，我也开始找工作。现在我得到了一份加油站副经理的工作。我真的对未来充满期待，我想做一些事情。我非常期待开始过我自己的生活。

娜塔莎从触发性想法走向抑郁症的道路

娜塔莎有一个艰难的童年，她在很小的时候就患上了抑郁症和焦虑症。她产生触发性想法是为了寻找过去发生的事情的答案，以及害怕成为一个失败者。这些诱因主要出现在晚上，以及在她需要或者曾经和别人打过交道的白天里。

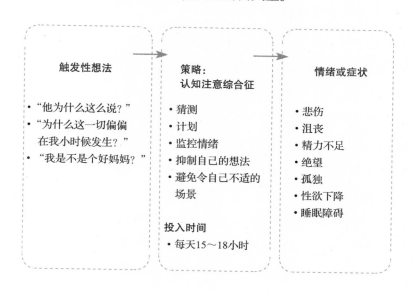

触发性想法

- "他为什么这么说？"
- "为什么这一切偏偏在我小时候发生？"
- "我是不是个好妈妈？"

策略：认知注意综合征

- 猜测
- 计划
- 监控情绪
- 抑制自己的想法
- 避免令自己不适的场景

投入时间

- 每天15～18小时

情绪或症状

- 悲伤
- 沮丧
- 精力不足
- 绝望
- 孤独
- 性欲下降
- 睡眠障碍

导致娜塔莎抑郁症状的旧策略	娜塔莎克服抑郁症状的新策略
思维方式 我分析一切，和别人一起担心、反刍。我试着用逻辑去思考，多做计划	**思维方式** 我用在反刍上的时间少了很多，因为我每天都规定了专用于反刍的时间
聚焦 我专注于自己的想法和感受。我的注意力集中在计划和控制上	**聚焦** 我专注于现在发生在我身边的事情
行为 我已经避免了不少情况的发生	**行为** ● 我做决定的速度很快 ● 无论想法和感受如何，我都会把事情做好 ● 我不再像以前那样和别人纠缠不清了 ● 我不那么专注于我的消极想法了

我从我的想法中学到了这些：

● 我了解到，我可以控制自己思考和计划的多少。想法得到多少空间和关注由我自己决定。

● 通过反刍，我既无法得到答案，也找不到解决办法。

03

第 3 章 >

夺回思维的控制权

一旦意识到你的触发性想法，你就会发现自己总是面临这样一个选择：是否要控制自己处理触发性想法的时间。我总是询问我第一次参加元认知治疗的患者，他们是否意识到自己将多少时间花费在了反刍上。他们中的大多数人都向我摇摇头，承认自己根本无法控制反刍的时间。

然后，我会在一张空白纸上给他们看下面这个刻度尺，让他们选择与自己情况相对应的数字。选择 0 意味着你确信你能完全控制你的反刍；选择 100 则代表你认为自己对此根本没有控制力。大多数患者的选择都在 50 到 100 之间，这意味着，他们觉得自己对反刍几乎没有控制力。

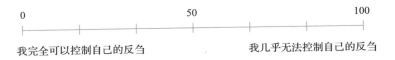

一些患者对我说，他们从来没有控制过自己的反刍，其他人则说他们已经失去了控制感。我告诉大家，他们一直都有掌控权，现在可以再次找回它。在元认知疗法的帮助下，我引导他们恢复自我控制感，并使用适当的注意力技巧来控制自己的反刍。

在治疗过程中，患者们需要重新发现对他们反刍的控制，我为他们设计了以下场景：想象你坐在家里反刍，你的情绪越来越低落，你最初反刍的问题逐渐被新的问题所取代，过了一段时间以后，你头脑中的灰暗思想就疯狂地搅作了一团。这时候，门铃突然响了，是你的邻居想向你借些面粉。你请她进门来，一边去厨房拿面粉，一边与她谈论着当天的天气。在短暂的时间里，你的注意力转向了其他话题，而不再仅仅围绕着你的灰暗思想和你绝望的处境。你的心情会变得怎么样？也许变好了一些。

不知不觉中，在邻居按门铃时，你就从自己的反刍之中跳了出来。这种干扰打断了你的反刍——甚至可能会结束它。这说明你的自控力究竟如何？是谁控制了你的反刍？是你的邻居还是你？

当然，当你的邻居站在你家门口与你谈论天气时，你还可以保持反刍。在邻居下一次拜访时，试试看你是否能思考一些与你们的谈话主题完全不同的事情。我相信你可以，因为你可以按照自己的指令思考问题。

我的意思是，如果你能强迫自己去反刍，那么也能放开它。只有外部干扰才会打断反刍的想法很吸引人。但是，如果按这个逻辑，你就会得出这样的结论：我的邻居没有能力和实力控制别人的大脑。我可以自己决定让自己的思绪暂时休息一下，集中注意力和我的邻居交谈。因此，只有我才能完全控制自己的反刍。

如果我的患者对这个结论的反应是疑惑和皱眉，我就会让他们回想一下自己最近的一次反刍。然后我问他们反刍了多久。5个小时？为什么没有持续更长时间？我问他们：是什么原因使他们不能反刍 10 小时或 15 小时？这些想法不知道自身值得 2 小时还是 15 小时的反刍，这是由个人来判断的。

正如我所说，我们的目标是通过减少思考来防止思考过多。这就是为什么元认知疗法的核心不是要对抗或重塑我们的想法，而是要缩短反刍的时间。在治疗中，我向我的患者介绍 3 种用来限制反刍的不同方法。这 3 种方法都要求我们改变我们的控制系统，以便旧的习惯和信念被新的所取代。

当一个触发性想法出现时，我们可以自行决定我们的行为。这个模型说明了 3 种选择。

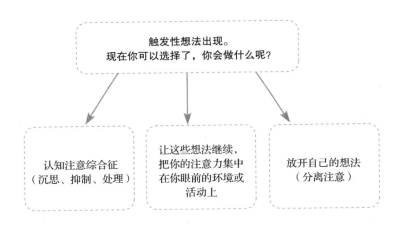

限制反刍的第 1 种方法是把反刍推迟到反刍时间进行。患者可以自由选择这个时间，我称之为"反刍时间"。在反刍时间前后，我建议患者使用方法 2 和 3。

通过方法 2，我的患者学会了：尽管有触发性想法的存在，但他仍然可以引导自己的注意力。

通过方法3，患者学会了分离注意：在超脱的心态下，他只观察自己的触发性想法，而不是立即去干预它。

控制权一直在我们手中

我会陆续介绍这3种方法，但在这之前，我想强调的是，反刍只会在很大程度上威胁我们的情绪，当反刍变得太过严重时，出现抑郁症状的风险就会上升。

我们在生活中都会遇到各种各样的问题，产生相关的负面思想。我们患了相思病，因为应聘被拒绝而沮丧，在学校和工作中经历失败，辜负了家人或朋友的期望。然后我们会问自己："为什么他要离开我？""为什么我的资历更高，而他却得到了这份工作？""为什么我们的朋友在最后一刻取消了夏日集体出游的计划？"

在大多数情况下，消极的想法会自行消失。在几小时、几天或几周以后，日常生活恢复如初，过去的事情也会消失在背景中。我们可以认为，生活和未来有能力控制我们的大脑。然而，事实当然不是这样的。只有你自己，只有你一个人可以决定你脑子里发生的事情。我们有能力决定使用哪种策略来对抗触发性想法。我们可以让思维的火车驶过，任凭自然的、悲伤的感情产生，也可以选择跳上这趟火车，让自己被这些想法带走。然而，我们乘坐思维火车的时间越长，我们的感受变得更加强烈的风险就越大。

当一种经历或感受受到过多的关注时，我们通常会觉得，要彻底而全面地"解决"这个问题。比如，我们通过重复听《我们的歌曲》这首歌来应对我们的相思之苦，单曲循环上几个小时，直到在内部控制系统中把自己的悲伤哭出来。我们写日记，与家人和朋友交谈，分析自己，以便摆脱消极情绪，控制悲伤。但是，所有这些行为都会产生相反的效果，既不能让我们的眼泪干涸，也不会帮助我们摆脱悲伤，我们宁愿饱受痛苦，也要冒着风险坚持下去，直到最终陷入抑郁。

经常有人这样问我："确实是这样的，但是我应该如何处理我的这么多想法呢？我要把他们都推开吗？"我给出的答案非常明确——不，因为问题并不在于你的想法！所以，压制这些想法并不是解决办法，这只会导致人最终走进死胡同，用酒精、食物、性、毒品、自残、长时间工作或过度玩手机游戏（如消消乐）的方法来使自己麻木。转移的策略看起来是诱人的，但它们并不合适，因为消极的想法百分之百地还会回来，就像浴缸里的玩具橡皮鸭子一样，当我们不再把它牢牢地压在水下时，它一定会慢慢浮上来。

有时候，患者会告诉我，他们反刍是为了淹没和避免更糟糕的想法。当我们的大脑每天都在为金钱、购物和打扫房屋卫生而烦恼时，就再也没有能力触发更深层次的想法了，例如："我还爱我的丈夫吗？""我真是一文不值！"我称之为反刍策略——让其他话题分散你对更严重问题的注意力。很明显，这种策略并不能真正消除问题。相反，从长远来看，它会让人精疲力尽，最终导致抑郁症的爆发。真正的解决办法是放任这些想法。或者正如威尔斯所说的那样："确保你什么都不去做。"你越不执着于自己的想法，你的感觉就会越好。

方法1：把反刍推迟到反刍时间进行

这几乎是不可抗拒的——当触发性想法出现的时候，人往往会被它们冲昏头脑："为什么我的朋友昨天对我说了那样的话？""他那样说是什么意思？""为什么我认为他行为不真诚？""我如何才能恢复对他人的信任？"这些想法可以处理实际的问题、挑战或困难，解决这些问题需要大量的创造力。你得把一切都想清楚，才能找到最好的答案。你的老板可能脾气极坏；在职业培训注册截止日期之前，你可能会面临选择是否参加的痛苦；也许你的伴侣对你不忠，离开了你。

这些挑战迫使我们行动起来，尽管我们不能控制自己的想法，但我们可以限制对这些想法的反刍。整日沉浸在思考之中并不能找到巧妙的解决办法。你的老板不会因为你每天为他操心几个小时而变得更亲切；我们可能无法通过反复比较不同的选择来让参加职业培训的决定变得更容易；反刍也无助于让时间倒流到你的伴侣还没有出轨的那一刻。过度的反刍很少能让人想得更清楚，却往往会带来更多的困惑和不确定性。

因此，我建议患者给自己设置一个固定的反刍时间。在这段时间里，我们可以分析和处理自己的问题。很多人把这个时间选在他们本来就忙碌的时候，在上班的路上，在厨房做饭的时候，或者孩子们睡觉的时候。我建议把它选择在一个明确限定的时间范围内（最好不是晚上睡觉前），这对患者及其家人都是有益的。对许多人来说，晚上8点到9点之间被证明是合适的。

在这个固定的反刍时间里，我们可以分析自己的想法、感受和问题，并做出必要的决定。如果触发性想法在晚上8点之前出现，我们就让这些想法等待一段时间。我们知道这些想法就在那里，但我们可以察觉而不去触碰它们。如果我们突然发现自己走神了，在晚上8点之前就开始思考了，我们要下决心跳出这个反刍，把反刍推迟到晚上8点。刚开始的时候，我们可能不得不一天好几次逼迫自己从触发性想法的铁腕中挣脱出来。改变你的内部控制系统需要一定的时间。

反刍时间当然不是强制性的。如果你某一天没有力气思考，你只需把它推迟到第二天的固定时段里。如果你有太多的想法，却不能在规定的时间内完成思考，这些想法也必须等到第二天再处理。

元认知助手会帮你记住重要的事

"如果我在反刍时间里忘记了我想要思考的事情，我该怎么办？"我的患者经常问我这样的问题。如果把重要想法推迟到指定的反刍时间去思考，是否会发生重要想法在一天中丢失的情况？是不是应该随手写个便条，这样就不会忘记自己的触发性想法了？不，你不应该这样做。我向患者保证他们不必担心自己忘记诱因。如果它们足够重要——这也是它们被称为"触发性想法"的原因——而且它们的主题在情感上有意义，那么我们的元认知助手就会做这项工作。

我们的元认知是如此了不起，以至于我们会自动记住生活中的重大挑战。如果我们在上午 10 点思考这个问题："我对自己的工作还感兴趣吗？"然后晚上 8 点还会记得，那它就是一个重要的问题。如果我们忘了这个问题，那它可能就没那么重要。

久而久之，你会发现，多亏了这个固定且有限的反刍时间，你有了更多属于自己的时间，有了更多积极的感觉，你的情绪也会得到改善，你可以睡得更好。你也会发现，大多数问题其实都会自行解决，只有最重要的问题需要得到我们的关注。我的很多患者通过限制他们的反刍克服了抑郁和沮丧。

我们可以反刍多久

我的患者经常问我，他们能思考多久而不会因此陷入抑郁。我很难给出一个明确的界限。因为这从根本上取决于我们的信念：我们是否能够独自结束反刍。如果我们确信我们可以控制反刍，并可以随时结束它，那么花一些时间思考一下重大问题也无可非议。我们对自控力的相信程度决定了反刍折磨我们的程度。如果你想摆脱抑郁症状，我建议你把反刍时间限制在每天 1 小时之内，即使你觉得你能从反刍中受益，或者你必须做出重要的决定：我应该选择哪种教育？我应该接受这份工作吗？我准备好要孩子了吗？一些超级反刍者会花上数年时间思考如何找到最佳解决方案，这本无必要。

▶ 我们在实践中是这样做的

设置一个固定的反刍时间

一些接受元认知治疗的患者在治疗刚开始的时候有一个共同点：每天都花上很多个小时反刍。这就是为什么治疗的第一步是引入反刍时间。它的目标是每天花最多 1 个小时用于反刍，比如下午 5 点到 5 点半或晚上 8 点到 9 点。设定这样一个固定的反刍时间对患者来说意味着，上午 10 点左右产生的一个触发性想法必须被推迟到固定的时间（比如下午 5 点）进行处理和分析——如果那时它还占用这么多空间的话。如果你注意到自己在反刍时间之外跳进了思维火车，那么你必须跳下去，把对这些想法的处理推迟到固定的反刍时间。

方法 2：控制注意力

有些患者告诉我，他们觉得自己的想法已经失控了。他们说："我的想法随着我一起偏离正轨了。"事实上，我们谁也不能影响自己的想法，但我们每个人都可以决定自己是坚持一个想法还是摆脱它。这个决定就是控制。如果我们做对了——不试图控制自己的想法，而只是控制我们处理它们的方式——我们会发现我们完全控制了自己。

我想在此再次强调，让我们抑郁的不是我们的想法本身，而是我们沉溺其中的程度。有的时候，我们会感觉很糟，觉得整个生活都是灾难，却不会因此陷入抑郁。这是因为我们可以控制反刍——尽管我们可能并没怎么意识到这一点。那些能用安全的、可控的方法限制和控制自己反刍的人，是不会陷入抑郁症的。当然，他们也会有不顺心的时候，也会阶段性地消沉，但是他们相信能够控制自己，能够停止反刍，这就保证了他们不会反刍太久，从而不会患上抑郁症。患有或曾经患有抑郁症的人也可以控制思考，但他们不相信自己有足够的自制力。只有当他们意识到自己的触发性想法和由此产生的反刍，并学会推迟反刍、转移注意力或将注意力与触发性想法断开时，他们才会重新发现自己的自控能力，并意识到他们可以像没有得抑郁症的人一样使用它。

在第一次治疗中，我介绍了阿德里安·威尔斯开发的一项训练技术——注意力训练技术（attention training technique，ATT）。该技术是元认知治疗抑郁症的重要组成部分，我们将在整个治疗过程中使用它。

这种注意力训练是一种意识练习，目的是能够在任何时候转移你的注意力，并让你独立于你的想法、感受以及外界发生的事情。我们自己决定把注意力转移到我们的内心世界还是外部世界，或是同时分散到几个因素上。我们还可以确定我们对各种因素的关注时间。这个练习可以帮助你重新控制你的思想。

如果我的患者按照计划每天进行注意力训练，大多数人很快就会感觉精神好多了。他们有更多的精力，可以更好地集中注意力，更少遭受抑郁症的困扰。他们还发现，每天是花上几个小时思考一个想法，还是把注意力从折磨人的想法与感受转移到自己和周围环境中，这其实取决于他们自己。

当我向患者介绍我的治疗训练时，我告诉他们，注意力训练应该在他们能同时听到几种不同声音的地方进行。眼睛可以保持睁开的状态，但不要头脑空空。如果在这段时间里出现了消极的想法、记忆或感觉，他们应该把它们当作内在的声音来感知。我告诉我的患者不要压抑自己的想法，也不要被它们分心。相反，这些想法应该被顺其自然地对待：也许它们会停留一段时间，然后改变或者消失。如果这些想法产生了威胁，你可以把注意力转移到其他声音上，一次听一个声音。

在进行第一次注意力训练之前和之后，我要求我的患者在下面的刻度尺上指出他们的注意力在哪个位置——这与内心世界和外部世界有关。

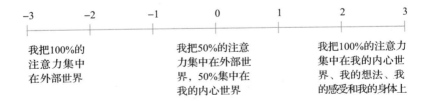

如果注意力训练做得正确，患者在刻度尺上选择的点至少会向左移动两格。与正念和冥想不同的是，这两种方法会导致对内心世界的更多关注，而注意力训练技术将更多的注意力放在外部世界上。注意力训练需要进行一段时间，才能产生持久的效果。对于有抑郁症状的患者，症状改善并不需要很长的时间。

为了达到最佳和最快的效果，我建议我的患者每天安排两次练习。无须在每天的同一时间进行练习，但遵守固定的时间，例如在上午或下午下班以后，或者在晚上睡觉之前，对大多数人来说会比较容易。我经常强调，你应该对自己有耐心，并接受这个练习在某些时候效果更好、某些时候效果却比较差的事实。

▶ 我们在实践中是这样做的

用不同的声音进行注意力训练

每一次元认知治疗都以 10 分钟的注意力训练收尾。这项练习有助于患者重新发现他们的有选择地集中注意力、快速转移注意力和分散注意力的能力。我通过向患者展示一系列不同的声音（至少 3 种，但越多越好）来介绍注意力训练。这项运动对一些患者来说非常困难，我建议他们从两种声音开始，再逐渐增加。我通常会选择这样的声音：外面的交通噪声、鸟鸣、隔壁邻居的说话声、冰箱或电脑发出的嗡嗡声、邻居的电视声或收音机声，等等。我还注意确保人与不同声音之间有不同的距离，有时声音从左边来，有时从右边来。

一旦我们确定了这些声音是什么，我们就开始分 3 个阶段训练注意力：

> 1. 首先，我们练习有选择地去注意不同的声音，一共持续 4 分钟。我要求患者将注意力集中在其中一种声音上，例如外面的交通噪声，集中注意力 10 秒钟。此时所有其他的噪声都无关紧要。然后，他应该把注意力集中在另一个声音上，比如洗碗机的声音，并在那里停留 10 秒钟。此时所有其他的噪声都无关紧要。在 4 分钟的时间里，患者每 10 秒注意 1 个新的声音。
>
> 2. 我指导患者在接下来的 4 分钟内快速在不同的声音之间来回切换注意力（每个声音 2～4 秒）。
>
> 3. 在最后的 2 分钟训练中，患者进行所谓的"分散注意力"练习。这意味着他们要试图将注意力均匀地分配到所有听到的声音上。

在我的患者中，有一些人有勇气面对更大的挑战。我建议他们在训练时加入难度越来越高的声音组合，例如同时注意高音和低音；或者他们可以录下自己的触发性想法，把这些想法和其他声音一起播放，以便学会通过全神贯注于其他声音来脱离触发性想法。一些手机上的应用程序可以用来录制声音或触发性想法，并在训练期间多次播放。我在苹果手机上使用 Voice Loop 这个软件，在安卓手机上则使用 LoopStation。

在实践中，我经常体会到，很多患者发现自己很难把注意力集中在声音上，因为触发性想法在意识的表面，比外界声音更响亮。

为了向患者证明我们可以完全控制自己的注意力，我和他们一起做了一个额外的练习，我称之为"窗户练习"。我和患者站在一面窗户前，让他用白板笔在窗户上写下自己的触发性想法。这些触发性想法可以是："我怎么了？""我担心我的同事不喜欢我。""我做错什么了，为什么我总是那么伤心？"等。

然后，我要求患者将注意力完全集中在他们所写的触发性想法上，并感知诸如蓝色的天空或可见但不如文字描述清晰的邻居家房屋。然后，他需要转移注意力，试着去注意文字背后的窗外事物，房屋、树、街上的汽车、邻居家的窗户……患者意识到自己的想法变得不那么清晰了。它们还在那里，但他可以把注意力穿过它们转移到别的地方。通过这种方式，患者可以体验和理解到，他可以控制住自己的注意力。

如果在注意力训练过程中出现焦虑的想法或情绪，不要处理它们。你当然可以注意到它们的存在，但应该继续训练。

在注意力训练过程中也存在一系列绊脚石：

1. **如果你太专注于某个声音，你会试图把其他声音挤到背景之中**。你想听到所有的声音，甚至那些不在需要关注的声音列表中的。当你练习的时候，你会发现你最少关注的声音会逐渐消失在背景之中。但这并不是训练的主要目标，训练的目的是让你一次只专注于一个声音。

2. **你试着在练习中控制自己的想法和感受**。当你觉得你开始控制自己的想法和感受时，就放手，重新开始练习。

3. **你被消极的想法和感受所迷惑**。我的许多患者都告诉我，他们对训练感到厌烦，而且他们对一些声音特别感到困扰。例如，有些声音很弱，或者根本听不见，这让他们感到非常沮丧。但是，不同的声音在性质上本来就是不同的。抛开这些消极的想法和感受，重新集中精力练习。

4. 你把训练融入你的日常生活中，同时做一些日常的事情，比如洗衣服和购物。全神贯注于训练，然后继续你的日常生活。

5. 你在训练过程中睡着了，或者通过训练平静下来。这项技术不是放松练习。

方法3：分离注意

与反刍相反的是一种叫作"分离注意"的状态，这是一种我们被动地观察自己思想流的状态，相当于我们入睡前的几分钟。我们对这些想法什么都不做，只是观察它们。反刍的对立面不是一个空空的头脑或者只是平静的想法。我们每天会产生多达7万个想法。我们不能限制它们的产生，但我们可以克制自己，不去处理这些想法。

大多数人觉得，拥有想法但不对它们进行处理是很难的。有一种练习可以帮助我们达到这种状态，即所谓的"老虎练习"。这个练习的任务是在你的脑海中想象一只老虎，让它占据其他想法的空间。然后，你可以尝试着放开控制，被动地观察对老虎的想法。任何事情都有可能发生，也许老虎停下来或者转了个身，也许它消失了。不管怎样，你都可以放弃对这个想法的控制，任其发展。如果你不去抑制也不去控制它，你会发现这只老虎能够自由活动。这个练习表明，当我们被动地观察自己的想法时，它们会有自己的生命力。这不仅适用于对老虎的思考，也适用于类似的问题，如："我够好吗？"

这可能听起来很困难，但我可以向大家保证，每个人都有分离注意的能力。对我们大多数人来说，我们完全可以从自己的想法中分离出来。当我们回顾过去的几天时，我们有时会想知道我们上周二的想法发生了什么变化，或者我们晚餐该吃什么这个问题有了怎样的进展。

如果你没有陷入反刍的旋涡之中，你会发现，多达 7 万个想法中的大多数只是在寿司运送带上继续它们的旅程。究竟由谁来决定一个想法是重要的还是无关紧要的，想法自己知道吗？当然不知道，因为想法本身是没有意识的。这个想法不知道自己是不是重要的触发性想法。"也许电视节目太无聊了"这个想法并不知道它比"我害怕孤独和寂寞"的想法更重要。究竟什么才是重要的触发性想法，这是由我们来决定的。我们是自己头脑的主人，只有我们可以选择去处理哪些想法。

前文中我们提到过一次寿司运送带，现在让我们再来看一看它。一份三文鱼寿司、一份牛油果寿司和一份天妇罗从我们面前的寿司运送带上经过，我们能不能控制自己拿起哪一个盘子，以及控制自己不拿起哪一个盘子，任由它从我们面前经过？是的，我们当然可以。同样的道理也适用于我们的思想流。众多想法来来去去，有时同样的想法甚至会连续出现好几次。我们可以选择看着这些想法继续前进。我们越是练习这样做，就越能熟练地脱离我们的思想；这样的经验越多，我们就越愿意相信我们能控制自己的反刍。

▶ **我们在实践中是这样做的**

成为一名优秀的观察者

我邀请我的患者参加一个观察自己想法的练习。我请他们舒舒服服地坐着，让自己的思绪自由地驰骋。他们可以放任大脑产生任何想法，但不能只停留在一个想法上。他们应该去观察自己的想法。他们会发现，有些想法是转瞬即逝的，他们的思想流有停顿和间隙，或者说这些想法有自己的生命。出现下面这些想法很正常："为什么我没有任何想法？""这个练习真无聊"出现与练习无关的想法也很正常："我今天晚上还要出去玩吗？""为什么老板昨天没对我的工作成果发表评价？""我必须打扫我的房间。"

如果你不在任何一个想法上逗留，那么它们就会流走，一个想法就会被下一个想法取代。

注意力有时会跳跃。前一秒钟你还在盯着桌子上的咖啡杯，下一秒你就聆听起街上的车辆声。这一切都是正常的。我们的注意力和思想流都有自己的生命。

我鼓励患者改变练习的方式，让他们交替思考他们所关心的问题，然后只观察自己对这些问题的想法。步骤如下：

    1. 患者激活自己的触发性想法，并在 2 分钟内找到目前占据他大脑最多空间的一个想法："为什么我总是那么沮丧？"
或者"为什么他们恰恰开除了我？"

    2. 我要求患者放下自己的触发性想法，在接下来的 2 分
钟里观察自己的想法。他不应该处理其中任何一个想法，而
应放任这些想法存在。

当我和我的患者做这个练习时，我要求他们轮流使用反刍和
分离注意的方法观察自己的想法，我喜欢把它比作一次又一次地
上下火车。之后，我会询问患者有没有感觉到两种方法的不同
之处。

我的很多患者都用这个练习察觉到了这两种方法之间的巨大差
异。在 2 分钟的反刍中，越来越多的想法加入最初的触发性想法
中，他们感到沮丧和紧张，还会感到肚子痛。而在 2 分钟的分离注
意中，他们感觉好多了，抑郁和紧张的情绪减少了。

每个人都可以学会分离注意

经常有人这样问我："我怎么知道我是不是真的放下了自己
的想法？如果我做错了怎么办？"

如果你经常想得太多，那么阅读这本书也会成为你反刍的
理由，你可能就会思索自己是否有能力减少反刍："如果我学
不会抛开我的想法怎么办？"在我们的元认知团体治疗中，总
有一些参与者在开始时非常担心自己会成为少数几个接受治疗
却无济于事的人。"如果在 6 次治疗中没有学会这个方法怎么

办?""如果我是一个没有希望治愈的例子怎么办?""如果别人比我学得快得多怎么办?"当反刍关系到能不能成功减少反刍的时候，你只有一条路可以走。你要告诉自己：我现在就让这些念头消失，如果今晚8点它们还在我脑海中徘徊，我会在我的反刍时间里再去思考这些问题。在那之前，我让这些想法先自生自灭。

▶ 我们在实践中是这样做的

逐渐缩短反刍时间，逐渐增加分离注意

我时不时地在工作中遇到被我称为"超级反刍者"的人。他们把醒着的大部分时间都用在反刍上。对他们来说，限制反刍是一件特别困难的事情，把自己的反刍时间从15小时限制到1小时几乎是不可能做到的事情。我建议这些超级反刍者逐渐缩短反刍的时间，并逐渐增加分离注意的时间。

我们首先约定，超级反刍者应该为自己设定一个目标：每天只花1~2个小时的时间反刍。我们还约定，当他们遇到困难的时候，或者当他们回到原来的模式又反刍了几个小时以后，他们不应该生自己的气。他们应该保持耐心，重新开始，因为摆脱旧习惯需要时间。我要求我的患者回忆一下他们是如何学会骑自行车的。他们很有可能从车上摔下来过很多次，才最终学会骑车。

然后，我向超级反刍者解释了下面的"六天模型"。通过这个模型，他们可以慢慢减少反刍的时间，逐渐增加分离注意的时间。在此，我为大家提供一个变式：

第 1 天

我的患者决定在晚上 8 点到晚上 9 点使用分离注意。在这段时间里，他应该让自己的想法来来去去，而不是跳上想法的火车。

第 2 天

在这一天里，患者应该试着在晚上 7 点到晚上 9 点使用分离注意。

第 3 天

患者在第 3 天大约花上 3 个小时分离注意。从下午 6 点到晚上 9 点，他应该只观察自己的想法，而不去反刍。

第 4 天

这一天的下午 5 点到晚上 9 点是患者的分离注意时间。

第 5 天

到了第 5 天，患者在下午 4 点到晚上 9 点使用分离注意。从现在开始，练习通常会变得很困难，我经常看到我的许多患者在几天内都不能突破这个时长。这也不是什么坏事——最主要的是他们继续努力延长自己的非反刍时间。

第 6 天

理想情况下，患者将在第 6 天把分离注意阶段延长至连续 6 个小时。

当患者和我一起完成以上这个"六天模型"以后，他将自己一个人把它坚持下去，直到他每天最多只花 2 个小时反刍为止。

每个人都可以学会选择是否跳上想法的火车。有些人可以在一天之内学会这项技术，有些人则需要更长的时间。

我们越善于发现触发性想法，就越清楚自己何时陷入了反刍，就越能缩短思考的时间，在生活中就越能超脱和专注，就越能体会到我们有能力控制自己的反刍。

越是具有主导性的、强大的触发性想法，越需要我们强烈的自我控制。在训练过程中，我们的经验加强了我们对自我控制的信念，而这一信念为我们创造了一个积极向上的螺旋。

所以，没有理由去担心未知的触发性想法。生活会不断地、自动地提供新的触发点，我们可以利用它们练习分离注意。每一次挑战、拒绝、失败或失望都会带来一个新的触发性想法，我们可以用它来练习控制自己的反刍。

一旦发现反刍是可以控制的，你就可以挑战一下自己。你可以做一些你通常会因为害怕产生不愉快的触发性想法而选择回避的事情。这可能涉及与伴侣或朋友的艰难对话，反对自己的同事或家庭成员，或向老板要求加薪。如果我们避免与朋友进行一场艰难对话，那可能是因为我们不相信自己能够控制随之而来的困难想法。但是，我们很可能会做得很好！有了限制和控制反刍的能力，我们感觉自己更强大了。

当我的患者在元认知治疗中学会了控制自己的反刍时，我会把我们之前使用的刻度尺再拿给他们看，并问他们："现在你能更好地控制和限制自己的反刍了吗？"

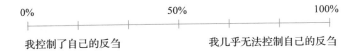

0%　　　　　　　　50%　　　　　　　　100%

我控制了自己的反刍　　　　　　　我几乎无法控制自己的反刍

几乎所有的患者这时都相信，他们可以控制自己的反刍了。如果他们能够把自己的反刍时间中断数周，同时进行注意力训练，坚持练习分离注意，那么他们在刻度尺上选择的点就会越来越向左移动。他们会体验到对过去曾让自己沮丧和抑郁的过程的控制力在逐渐增强。

❖ 梅特的案例："我的头脑里日日夜夜充斥着各种想法。"

梅特，45 岁，与男友住在一起。

那是在 2013 年 1 月，圣诞节假期结束后的第一个工作日。当我开车去上班的时候，突然感觉非常不舒服。我喘不过气来，眼冒金星，听到的所有声音仿佛都是从很远的地方传来的。3 个小时以后，当我到达工作地点时，我根本无法想象自己是如何把车开到那里的。

我躲进我的办公室里，希望没人会来找我。仅仅是这个想法就让我不知所措。

下班回到家时，我发现自己完全崩溃了。连续 2 个月，我几乎整天哭哭啼啼。我再也没有回去工作了。

在这次意外被诊断为恐慌症发作的一年前，我就患有睡眠障碍。我曾任职于一家专门照顾特殊困难人群的机构，这项工作使我每天精疲力尽，感到压力很大。

我日常工作的一个要求是必须迅速解决问题。这就是我不能说"不"的原因。我不可能平静地工作，因为我不能说："不好意思，我现在没有时间和你说话，你得先等上几天。"我每周工作 40～50 个小时，每天在路上开车 2 个小时。

恐慌症发作后的那段时间里，我一直感觉非常糟糕：我无法让自己平静下来，但我什么也做不了，只能呆呆地坐在那里。刚开始的 2 个月里，我每晚最多只睡 1 个小时，感觉自己快要发疯了。我有过自杀的念头。医生将之诊断为极度疲惫和抑郁症。

最让我害怕的是，我无法控制自己的身体。我静坐在沙发上，身体不让我站起来。或者说，即使我爬上床，身体也完全不想进入睡眠状态。我几乎再也忍受不了这样的日子了。那时候，压力大和抑郁症状并不像今天那么普遍，所以我完全不明白为什么我的身体反应如此剧烈。例如，我的胳膊疼得要命，就好像我身体里的血液太浓稠了似的。

我的记忆力也受到了影响，我记不起周围人的名字了，或者很快忘记某些词句。现在我才知道，这些都是压力综合征的典型症状。

与心理医生交流

医生给我开了一些药，但我不愿意吃，所以我最后选择在一位心理医生那里进行治疗。

这位心理医生和我主要讨论了我的压力以及如何避免再次陷入类似的情况。我们还聊了我的工作给我带来了多大的负担，以及我现在如何运作自己的日常生活。我们还谈到了我的自杀念头。我最担心的是自己以后还会产生这样的念头。

我对我的心理医生很有好感。我相信，如果没有遇到她，我可能会选择自杀。所以，这个治疗可以说是救了我的命。然而，我并没有再次变得快乐和满足起来。我几乎不再热爱生活了。我糟糕的记忆力改善得非常缓慢。我只要稍微一紧张，记忆力就又恶化了。

我参加了一个减压课程，这门课教我们如何克服压力。但是具体应该怎么做呢？我根本没有感觉到自己的压力特别大，因为我没有工作，也没有忙于家务。

我请了整整一年的病假。我不得不去专业的心理服务机构咨询，并接受了工作能力测试，因为我辞去了先前的工作。生活又慢慢变得可以忍受了。但我仍然非常爱哭，会一个人坐在淋浴间哭上几个小时。而且，我的睡眠模式几乎完全混乱了，我不能睡在自己的床上，也不能睡在别人身边，所以，我几乎每天晚上都在家里的沙发上度过。

走出抑郁，又走进抑郁

之后的几年里，我的精神健康、日常生活以及生活质量都出现了很大的波动。有些时候，我的自我感觉很好，还有人给我提供了一份特别适合我的新工作。我非常高兴，也很受宠若惊。然而，自杀的念头后来又出现了，我又开始服用抗抑郁的药物，因为我更不喜欢另一种选择：住院。

药物起效很快，我自杀的念头消失了。所以，我又停止了治疗，开始在实行弹性工作制的公司工作。

然而，过了一些天以后，我意识到这份工作并不像我想象中那样美好。

我被两个同事欺负了。每天下午下班回到家以后，我就立刻开始思考他们两人在白天说了些什么，为什么要这样或者那样做。我对自己很生气，因为我太古怪了，这么容易就有压力，这是不正常的。

我害怕这种欺凌永远不会停止。这全都是我的过错，我应该振作起来。我试图控制自己的想法，让自己相信同事在胡说八道。"你确定你没有理解错吗?""你完全不必在意。"

然而,尽管我真的在努力让自己振作起来,我还是感觉越来越糟糕。下班以后,我趴到沙发上,琢磨自己白天是不是说错了什么,或者做错了什么。在我第一次得抑郁症之后费尽心思重新建立起来的社交生活又崩塌了,我责怪自己再次把一切搞砸了。

由于我不再接受治疗,此时我缺少心理医生的指导。我原来的心理医生能告诉我确实存在的问题,而且这些问题不仅仅存在于我的头脑中。我看不清楚现实,我太专注于自己的世界了。我会花上好几个小时思考一件事情。我多次尝试停药,但每次都觉得非常难受,于是不得不再次依靠药物。有一天,我在上班时把自己锁在了厕所里,我崩溃了。而后,我又患上了抑郁症。

我被我的想法和噩梦支配着,开始服用更大剂量的药,并且再次接受了心理治疗。在治疗时,之前工作中的许多新细节暴露了出来。虽然我了解它们之间的联系,但这并没有让我感觉更好。因为每次我感觉不好的时候,我都在想,在工作中受到欺凌究竟是不是我的过错。在治疗过程中,我一度感觉好转,但过不了多久我又崩溃了,我感觉非常糟糕。

进入元认知世界的旅行

不知什么时候起,我加入了一个网络社区小组,在这个小组中,那些和我一样的患者分享了类似的经历:欺凌、噩梦和闪回。我还在这个小组中接触到了元认知治疗,它听起来非常有趣。不久之后,我便开始了元认知团体强化治疗。

在我们的第一次团体治疗中，我很惊讶的是，我们不必讲述自己的故事，而是需要谈谈自己的想法。对我来说，这是一种全新的治疗方式。我也开始意识到，我并不像我一直自认为的那样敏感。我非常专注于自己的感受以及对危险的恐惧。我学会了关注外部而不是内心，我还可以从想法中分离出来，与想法保持距离。

在我做完第一次团体治疗回家以后直到现在的很长一段时间里，我都活在当下。我没有再像以前一样反刍得那么频繁了，也不再那么累了。我晚上又能睡着了。当你在 3 个小时的治疗后收到这样的效果时，你不可避免地会想："这究竟是不是真的？"事实确实如此。

我开始清楚地认识到，我不必马上对自己的触发性想法做出反应，而是可以将自己的担心和反刍推迟到某个时间点进行。如果一个消极的想法出现了，我必须等到这个时间点再处理它。我给自己定下的反刍时间在晚上。奇怪的是，每当夜幕降临时，我都不再忧虑了。我以前会提前一个星期开始担心某个问题，即使反刍没有任何帮助。现在，我有了一个反刍的精确时间表。在绝大部分时间里，我的大脑是自由的——不是没有想法，我的思想仍旧随心所欲，但是我不用处理它们。对我来说，这是一种极大的解脱。我也使用同样的方法进行社交。我不会一直想着别人是怎么看我的，我得等到规定的反刍时间再去思考。

对我来说，最大的改变是控制的感觉。我终于重新控制了我的身体和想法。

失去控制的感觉太可怕了。尤其是在我得抑郁症和想要自杀的时候，这太恐怖了。发现自己可以转移注意力后，我感觉好多了。我不再依赖医生和心理学家，我发现自己变得积极起来了。以前我一直想为自己的生活负起责任，但我不知道该怎么做。现在我每天都进行注意力训练，我感觉我的正常生活又回来了。

目前，我已经停止服用药物了，我知道并确信这次一切都变得完全不同了。现在我明白了我患抑郁症的原因，并且能够控制它的机制。

梅特从触发性想法走向抑郁症的道路

梅特饱受抑郁症、压力和社交恐惧症的折磨，在工作中成为欺凌的受害者。她的触发性想法是消极的自我形象和害怕别人不喜欢她。她整日整夜地思考，出现了睡眠障碍、噩梦和自卑。

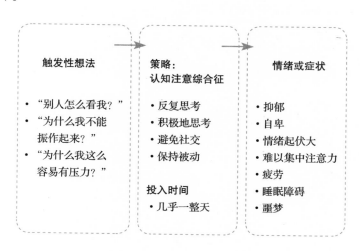

导致梅特抑郁症状的旧策略	梅特克服抑郁症状的新策略
思维方式 我真的很担心人际交往中所有发生的情况，并且一直害怕面对未来、现在和过去。	**思维方式** 我已经定下了一个固定的反刍时间——下午5点，大多数情况下我不需要这个时间。
聚焦 我只关注事情消极的一面，比如人们对我的态度。我把自己和别人对比，看我是否已经足够好。我非常害怕孤独。我的想法一直围绕着发生的事情，而且止不住地分析这些事情。	**聚焦** 我的注意力集中在当下以及我喜欢的事情上。我非常注重享受自己的生活。
行为 为了避免冲突和恐惧，我避免参加很多社交活动。我越来越觉得自己孤立无援，我总是感到疲惫。	**行为** 我有更多的精力和洞察力。我又能睡得很好了，能更好地解决矛盾，也获得了更多自信。我再次开始参与和享受自己的生活。

我从我的想法中学到了这些：

- 我知道想什么以及思考多久由我自己决定。

- 我意识到，想太多会让我生病。

04
第 4 章

> 反复思考只是一个坏习惯

我们从小在父母，尤其是在学校的教育下，学会运用自己的头脑来分析和解决问题。我们反复思考事情，并将分析作为我们做出决策的基础。这就是为什么我们认为反刍是有用的。我确信，分析性思维是一种很好的技能，因为无论是在人际关系中，还是在充满挑战的情况下，它都可以帮助我们从多个方面来权衡一件事，是非常有意义的。但是，用分析来面对每一个问题的习惯也阻碍了我们的行动——分析不一定是应对我们生活中情感挑战的最佳方式。

如果分析占据了我们太多的时间和空间，就会压抑我们的情绪，并可能让我们产生抑郁症状。这就是为什么我要让每个为此而沮丧的人问自己这样一个问题："我的反刍有什么作用？"在我的诊所中，我通常要求患者使用下面的刻度尺先来做一个自我评估：反刍在多大程度上会让他们得出问题的答案，或者说在多大程度上可以帮助他们解决心理问题和抑郁症状。

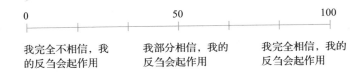

我的经验告诉我，反刍并不会起作用。相反，它只会使抑郁症状持续存在。如果你过分关心自己的想法，想去立刻处理它，你就会被它缠住。阿德里安·威尔斯这样说过："你不能一边关上一扇门，一边从这扇你想关上的门中走过去。"限制反刍的好处就在于你可以自己把握和拥有更多的生活乐趣、更强的自信心以及一个功能和创造力更强的大脑。

我的一些患者不认为反刍是有问题的，也不认为反刍是抑郁症产生的原因。对他们来说，反刍意味着解决问题和反思。因此，他们对于通过减少反刍时间来减缓抑郁有一种矛盾的感觉，因为他们相信，反刍会帮助他们找到答案。我让他们做过一个小试验：在4周以内限制反刍，就好像在享受一次度假一样。在那之后，如果他们愿意，他们可以恢复自己原来的反刍时长。大多数人在这段时间里体会到了减少反刍带来的积极影响，他们都不想从这次"度假"中返程了。

我们中的许多人都固执己见，认为反刍是获得解决方案和问题答案的一个好方法。接下来，我想向你介绍我的患者提出的一些观点，以帮助我们继续推进反刍这个话题。

"专注于我的问题最终会让我走出抑郁。"

我曾遇到过许多患者，他们尝试了各种可能的治疗方式和自助团体，不顾一切地试图摆脱自己的抑郁症状。但是，这些尝试和对问题的过度关注不但没有使他们的抑郁症有所好转，反而使症状持续存在。这是因为，这种耗时的缓解抑郁的努力往往会导致他们产生更多的想法。其他疗法如改变膳食、祈祷、静修、写作疗法、瑜伽、气功和正念冥想都非常适合增加个体的幸福感，使人健康和快乐。然而，从长远角度来看，没有证据表明它们有助于缓解沮丧和抑郁症状。而所谓的混合疗法，也就是将多种疗法结合，其效果也明显弱于单纯地接受元认知治疗。

"我可以通过自我批评来优化自己。"

我的一些患者相信，自我批评是起作用的。"为什么我做任何事都不能不犯错误？"他们相信在精神上惩罚自己能帮助他们在将来少犯错误。但是，事实并非如此。无论我们对过去的错误多么恼火，我们将来都还会犯一些错误。反刍错误这一策略只会使我们陷入一个破坏性的、压抑的螺旋之中。

"反刍避免我受到更多伤害。"

对一些人来说，反刍是防止失望、不幸和沮丧的一道屏障。他们在抑郁的深渊中反刍着——在那里，在黑洞的底部，他们觉得自己一无是处，再也无法承受别人的批评了。这种策略极具破坏性。反刍可以防止失望，但它也会夺走我们的精力、美好心情、自信心和生活质量。

"反刍帮助我做决定。"

如果你面临一个重要的决定，你可能会发现自己应该去考虑长期的利弊："我应该选择哪种培训？""我应该接受这份工作吗？""我应该嫁给他吗？""我准备好要孩子了吗？"超级反刍者甚至在做出决定前的许多年就开始思考这些问题了。事实上，经过数月的深思熟虑，我们的决定很少会使事情变得更好。相反，我们最终往往会更加困惑、失望和沮丧。

"反刍是创造力和新想法的源泉。"

最近有一位艺术家来参加我的治疗。他非常有思想，并确信他需要反刍才能找到发挥创造力的途径。这就是他整天都在思考爱情、政治和社会挑战的原因。他非常喜欢反刍，觉得这是他个性和身份的一部分。

问题是，除了反刍带来的快乐、能量和优势以外，抑郁症状也出现了。该怎么办？

我的这位患者面临着以下困境：他应该继续坚持每天8 ~ 12小时的反刍，还是应该减少他的思考，从而减轻他的抑郁症状？他觉得创造力和抑郁症是一枚硬币的两面。这位艺术家深信，他必须为自己的创作"付出抑郁的代价"。但真的是这样吗？

让我们一起来看一看，这位艺术家限制自己的反刍时间是否会以创造力为代价。他决定不再像往常一样，每天花上12个小时思考，而是每天只思考2小时，从上午10点到中午12点。每天只需要2小时，就可以为他提供每日剂量的创造性肾上腺素，但不会引起抑郁症状。如果他在下午4点想到一个特别有创意的点子，那么他应该相信，如果这个想法足够重要的话，第二天上午10点，这个想法就会自己回来。

一开始，艺术家对这个计划非常怀疑。在他看来，要限制自己的思考是不可能的，因为正如他所说的那样，思考已经成为他个性的一个组成部分。

然而，在元认知治疗中，这位艺术家学会了使用分离注意激活对自己思想的被动观察。他发现，在第二天早上10点，好主意就自动出现了，或者说不必提前写下来这些想法，它们就自动回来了。他也体会到，尽管他反刍的时间有限，但他仍然有非常丰富的思想和想法，他可以创造出伟大的作品，又不会变得抑郁。

许多人喜欢思考，爱好哲学，我也是其中之一。思考生活的意义，设计新的项目和通过头脑风暴激发创意，对于我们这类人来说，这些分析带来了极大的满足感和乐趣。我喜欢思考下一个研究项目、下一篇文章或者即将开始的重要访谈。但是，我总是确保自己的反刍不会占上风。我每天都在练习分离注意的方法。更重要的是，我百分之百相信我能完全控制自己的反刍，不管内心和外部发生了什么。这种控制感给了我内在的力量，使我能够在反刍中出入自由。

"积极的反刍增强了我的自尊心。"

对一些人来说，反刍是增强自尊心的一条途径。当我们接受自己，或者说使用积极的、充满爱的话语鼓励自己时，我们会增强自己的自尊心。然而，高度的自尊不是通过反刍来建立的，相反，它是我们不应该通过思考来破坏的东西。我们出生时都有良好、健康的自尊心，如果我们能够限制自己的反刍，我们就可以终生保持自尊。

我们都知道没有别人聪明、漂亮和成功是什么感觉。在这些时候，我们更关注那些成功人士，他们拥有高度的自信。我们认为，一旦我们如此成功，就能摆脱自卑和抑郁症状。

但是，高度的自尊往往并不直接源于成功，也不能从我们对自己的积极想法或信念中汲取。所有人都会偶尔对自己抱有负面的想法。我们都会犯错误，并批评自己。我们都经历过失望，我们会自问现实是否本可以有所改变。尽管如此，并不是每个人都自卑。所以，剥夺我们自尊的不是消极的信念，而是我们用来对抗这些消极信念的策略。你不必花上几个小时思考也可以知道某件事是负面的。

从长远来看，我们不可能仅仅通过思考来增强我们的自尊心，即使是用积极的记日记的形式，把消极想法转变成积极想法的方法，或者进行积极的自我对话，我们也需要不停地重复自己积极的想法，就像念咒语一样："你是如此优秀。你的头发很漂亮。你所有的朋友都喜欢你。"这些策略会产生立竿见影的效果，但它们都是短期的，需要持续的关注和重复才能维持有效性。

"忧郁是我的核心身份。没有了忧郁，我还是我吗？"

我可以理解，当每天数小时的反刍已经成为患者个性的一部分时，采用元认知疗法对他们来说有多困难。我遇到了很多人，他们觉得自己特别善于分析，特别忧郁，或者高度敏感。他们告诉我，正是这些特质构成了他们的个性。他们害怕放弃反刍，因为他们担心因此失去自我。即使他们在不断的反刍中患上了抑郁症，这种行为对他们来说也还是安全的、熟悉的，就像我们放在走廊里不舍得丢弃的旧拖鞋一样。然而，当我们明白反刍并不是我们的核心特征，而只是我们需要改变的一个不合适的习惯时，我们就不会迷失方向。相反，我们还是以前的自己，只是少了些忧郁和沮丧。

在治疗过程中，我要求患者填写一张表格，列出反刍的优缺点。我在这里整理了一些非常典型的答案。

反刍的优点	反刍的缺点
• 我找到了解决方案和问题的答案	• 破坏了我的睡眠
• 我获得了更多的自知之明	• 正在摧毁我的自尊心
• 我可以做出合理的决定	• 滋生了我的抑郁和沮丧
• 我觉得自己是一个透彻而深刻的人，很有创造性	• 让我失去了活力和参与感
	• 使我的家人和朋友也很痛苦

后来，当我与我的患者讨论这些优缺点时，他们大多都能意识到，反刍的弊端远大于益处。抑郁是更强的自我意识或创造性人格的高昂代价。在分析之后，我向他们展示了之前的刻度尺，并要求他们重新考虑一下反刍起到的作用有多大。我经常注意到，刻度标线明显地向左移动了。这意味着患者不再那么相信反刍的有用性了。从长远来看，他们将更容易限制自己的反刍。

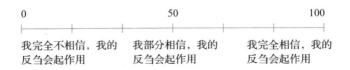

❖ 莱夫的案例："我曾确信，我必须处理我的灰暗想法才能继续前行。"

莱夫，52岁，已婚并育有子女。

我还是少年的时候就患上了抑郁症，我对死亡的想法非常强烈。但我从来没有为此而崩溃过——无论是在十几岁的时候还是成年以后。我完成了大学学业，找到了一份工作，结了婚，并有了孩子，我逐渐接受了这样一个事实：这些灰暗而沉重的想法是我命中注定要承受的。

我不断地陷入恶性循环之中，无法摆脱对死亡的恐惧。但是，我什么也没有做。我大概已经在潜意识里把这种恐惧当作我永远的伴侣了。我从未因此去接受治疗，相反，我坚持每天去上班，并和家人一起生活着。

在三十多岁的时候，我开始了一份新的工作，我想说，这家公司的职场文化非常特别。这份工作就像一场真正的战争，你站在前线，必须展示你的"战果"。这一点吸引了我。我将身心完全投入工作，很好地完成了任务，上级也对我表示认可。然而，我在公司以外的地方出现了问题。只要我空闲下来，忧虑就会涌上心头。我感到非常难过，想马上回去工作。工作就好像是一剂良药，给了我能量。

日常生活中的抑郁倾向

几年以后，通常只在度假时产生的焦虑与抑郁想法悄悄地进入了我的日常生活中。最后，我不得不因此请了病假。我的医生诊断我患上了抑郁症，我开始服药并接受心理治疗。

去看心理医生，和他们说说这个，聊聊那个，我觉得这对我并没有什么帮助。然而，我很快就感觉自己的状况好多了，我确信是药物起到了作用，直到我在度假时抑郁症再次发作。

在接下来的几年里，我的工作和生活充满了波折。我搬到了另一个城市生活，在那里找到了一份工时更短的工作。过了一段时间以后，我又回到了大学里，继续学习，并在那里找到了一份新的兼职工作。然而，在此期间我一直在与我的灰暗想法和对死亡的恐惧做斗争。这让我感到很茫然。我非常害怕死亡。尽管总有一天我会死去是一个不可阻挡的事实，然而，我还是强迫自己处理这些想法。那时，我没有真正在享受自己的生活。消极想法占据了我的全部生活。我就像行尸走肉一样，如同进了地狱一般。当你患上抑郁症的时候，抑郁症会控制住你，并成为难题本身。

我试过了所有可能的治疗方案，但是这些想法还是一直围绕和侵袭着我。我当时觉得，当这些想法来临时，我有必要去处理它们。不然，这些想法为什么要出现呢？

接受元认知治疗以后发生的变化

当我被告知要进行元认知治疗时，我对此持保留意见。

元认知疗法的基本前提是，所有人都会产生灰暗和消极的想法，但不是每个人都一直在处理这些想法。我学到我不必那么做。我被告知，我不必因此感觉糟糕。在那之前，我一直以为事已至此，我不得不分析和忍受这些想法，别无选择。然而，现在我明白了我根本不必那么做，我可以放手，继续前进。我可以坐在家里的扶手椅上，告诉自己，我不想再和这些想法打交道了。

决定性的转折点出现在几次治疗之后，我发现我确实能让自己的想法来来去去。这些想法既没有毁掉我的一天，也没有引发随之而来的大崩溃。

我仍然相信，悲伤的想法总会来袭，但我现在更擅长前进，不怕再次因此陷入抑郁之中了。我们的生命不会被一两个灰暗消极的想法毁掉。我可以放开这些想法，继续前进。它们还会再来，但我可以继续放手，正常地生活下去，而不是让它们一直围在我身边。这种认识对我来说是全新的。

现在的我从抑郁症中解脱出来了。我有了一个固定的工作，我比以前更加有活力，也更有自尊了。

莱夫从触发性想法走向抑郁症的道路

莱夫从小就患有抑郁症并恐惧死亡。他对生活的绝望和对家庭的内疚感更倾向于在早晨出现，并引发他在白天里 6～8 小时的反刍，以此寻找解决办法。每天数小时的反刍导致他长期疲劳、注意力不集中和患有睡眠障碍。

触发性想法	策略： 认知注意综合征	情绪或症状
• "我应该怎样面对死亡？" • "我会越来越好吗？" • "我的生活乐趣在哪儿？"	• 寻找答案 • 反刍 • 做祷告 • 分析 • 情绪检查 • 在床上躺着 **投入时间** • 每天6~8小时	• 压抑 • 失望 • 恐惧 • 注意力不集中 • 疲劳 • 睡眠障碍

导致莱夫抑郁症状的旧策略	莱夫克服抑郁症状的新策略
	思维方式 我现在知道，我不必过度思考死亡和其他消极的事物。我不必沉浸在自己的负面思想中，迷失自己
思维方式 我觉得自己有义务认真思考死亡问题	
聚焦 我只专注于自己的想法和感受。在别人面前，我常常漫不经心、心不在焉，因为即使在别人的陪伴下，我也会继续反刍	**聚焦** 我现在只专注于外部世界，特别是我的家庭还有我的工作
行为 我和别人谈了我的想法，并尝试了其他方法，比如接受治疗	**行为** 无论我的心情、想法和感受如何，我都会坚持自己的日程安排。我积极行动起来，即使在我不感兴趣和缺乏动力的时候

我从我的想法中学到了这些：

● 我再也不相信自己必须去处理灰暗的想法了。

● 我不必再沉溺于我的消极想法之中了。

第5章

05

走出你的想法，
进入你的生活

大多数人梦想在人生的某些阶段发生改变。我们想学弹钢琴，想在美丽的乡村生活并自给自足，想找一份完全不同的工作，或者换一个完全不同的行业。我们想象，有一天，我们有非常多的自由时间可以支配，可以把我们多年前买来但从未使用过的食谱中的所有菜肴都烹调出来。我们还梦想着培养一种新的爱好，恢复旧的友谊，或者认识有共同兴趣的新朋友。患有抑郁症的人和其他人一样有很多梦想。不幸的是，我经常在我的患者身上体会到，他们害怕进一步的抑郁会阻碍他们实现梦想。他们告诉我，他们太害怕失望了，不敢失败，因此感觉很糟糕。尽管他们热衷于为未来制订计划，但他们坚信，再一次的抑郁症发作将使这些计划付诸东流，这就解释了为什么他们从一开始就对不愉快的现实闭上眼睛，直接选择逃避它。

　　如果你有过一次或多次抑郁症发作的经历，那么对再一次得抑郁症的恐惧会转变为一种预期，就不足为奇了。反刍会围绕着这种预期："我可能无法阻止自己再次患上抑郁症，我感觉自己比昨天更沮丧。我从上次的抑郁症经历中体会过这种烦躁不安的感觉。"这会让人坚信，抑郁症状是生活中的一部分，就像宿命一样，我们总要消沉或面临抑郁的风险。最后，你相信你的心灵比其他人脆弱得多。所以，你避免新的风险，因为你怕无法应付新的体验。相反，你决定做一个稳妥的选择，在慢车道上生活。

我的任务是证明抑郁症患者可以通过元认知治疗过上充实而正常的生活，摆脱恐惧是有可能的。但是，正如对待所有需要改变的习惯一样，耐心和专注是必需的。如果你多年来习惯于对任何事情都说"不"，并且因为害怕心烦意乱而只在对你来说很轻松的环境中生活，那么你的内部控制系统就必须重组。你必须要做好准备，像其他人一样，你可以把握住自己的人生机会，即使是那些乍看似乎遥不可及的机会。

这趟从你的头脑进入生活的元认知之旅包括以下几个步骤。首先，你必须意识到你的反刍行为。然后，你必须确信你可以自己控制它，不管生活给你带来了什么挑战、失败和消极的想法。前面几章已经讨论了这两个任务。此外，要质疑反刍带来的所谓的好处。如果反刍受到限制，大多数患者都会在时间和选择上获得难以置信的收益，从而有机会实现他们的梦想。我总是问我的患者，他们想用节省下来的时间做什么。如果抑郁症伴随了你一生中的很多年，那么要知道你真正想要什么也许并不容易。创业的梦想或许一直深埋在你心里？还是说你只是希望带着微笑开始每天的生活，而不是带着斗志？在此基础上，你必须制订一个计划，也许只针对未来几个小时，或者涉及改变人生的重大问题。这两种类型的计划都可以得到执行，即使在这一过程中你的动机消失了。郁闷和沮丧都不是命运的安排。

当你认真生活时，梦想和欲望就会产生。想象一下你在一家五星级酒店的自助餐厅中，这里有烤乳猪、白葡萄酒烩贻贝、各种熏制和煮熟的火腿、新鲜沙拉和晒熟的西红柿、蘑菇和土豆、美味的奶酪以及水果和坚果蛋糕等。你可能想象得到食物的味道，但要真正体验到它们的味道，你就必须得尝试一下这些菜肴。

生活给你的很多选择也是如此。你是想上大学、换工作、找一个（新）朋友，还是做兼职，然后把剩下的时间花在做有创造性的事情上？去做吧！这听起来很刺激。如果你多年来一直在用相反的策略保护自己，你应该如何积极地投入生活呢？

如果你每天花很多时间反刍——也就是我所说的"超级反刍者"——你很难相信自己未来不会再受到进一步抑郁的限制。如果你意识到，你可以限制让抑郁持续下去的反刍，而你又不是基因、季节或过度敏感的受害者，那么大量的时间就会被节省下来。

即使没有动力，也要去行动

元认知治疗的另一个要素是没有动力的行动。这乍听起来有点奇怪，因为心理教练和治疗师多年来一直提倡心理训练和自我激励能力。但我要向动力训练宣战。把事情简单化是至关重要的——即使你没有动力，也要坚持你的计划。

我们的动力和欲望是动态的，每天都在变化——有时每小时都在波动。当冬天灰暗多云的时候，或者当我们度过糟糕的一天甚至一周时，起床、运动或是和朋友见面的欲望就会急剧下降。突然间，你不想去公园里跑步或吃晚饭了。为了唤醒欲望，我们会跟自己好好谈一谈："来吧，你能做到的，今天会是美好的一天！"或者，我们决定躺在床上等待兴致的到来。这两种策略最终只会导致越来越多的反刍。

我们每天要做上百件缺乏欲望和动力去做的事情。例如，昨晚我不想在吃完晚饭后打扫厨房，也不想在上床睡觉前刷牙。不过，我还是这样做了。我没有等待我的兴致出现。仔细想想，今天早上我其实也没有特别的动力起床，如果我必须把自己的动力放在刻度尺上，从 1 到 10 打分，我会给自己打出一个相当低的分数，因为我更想多睡一会儿。很多人都非常想在早晨闹钟响起的时候继续躺着。然而，我们都知道，最好的策略是起床并准时参加即将到来的约会或会议。

想法、感受和行动是三种完全不同的东西，它们之间不一定有什么关系。我们每天都要进行大量运动、采购或其他活动，却不一定有特别的动力去做这些事情。我不记得我最近一次来兴致清理洗碗机或在超市进行大采购是什么时候了。我们大多数人很少去想，这么做的乐趣究竟是什么。我们的大多数行为都与想法和感受无关，但我们仍然做到了。如果我要等自己产生很高的兴致和动力再去健身，我可能就不去了。最好的策略就是坚持行动计划，而不是关心自己的动力、感受和想法。

我再回到前面的例子中：早上 7 点闹钟响了，我们的头脑和身体丝毫没有起床的欲望。对我们来说，此时掀开暖和的被子，去卫生间的动力几乎是零。我们该怎么做呢？反应方式是多种多样的。我们的策略决定了我们能否轻松起床：

策略 1

我们继续躺在床上，等待欲望自己出现。这不是一个好策略。我们正在用这种策略为激活自己的反刍创造最佳条件，从而更深地陷入疲倦和沮丧。

策略 2

我们试图抑制这些想法，把它们埋藏起来，或者把它们从自己的头脑中驱赶出去。这一策略也会产生回旋镖效应，让人精疲力尽。这些想法可能会一次又一次地冒出来，就像我们想按到洗澡水下却一个劲浮上来的橡皮鸭一样。

策略 3

我们试着激励自己：起来以后可以喝一杯热咖啡，早晨的阳光看起来很美好。不幸的是，这也不是一个好策略。内心的挣扎又一次让我们躁动不安，我们可能会说服自己最好躺在床上，尽管我们想做相反的事情。一个想法说："起来吧，今天会是美好的一天。"而另一个想法说："今天会是糟糕的一天，我没有兴趣起床。"不幸的是，我们不能肯定鼓励性的想法最终会取得成功，因为它又会导致活跃的思考。正如我说过多次的，我们不能用想得更多来解决过度思考的问题，即使我们的想法是正面的。

策略 4

还有一个常见的策略是振作起来，纠正自己，"你是一个懒惰的人，从不早起"。这种自我批评有时候能让我们起床。然而，自尊和情绪却被抛在了身后，停滞不前。反刍是不可能让我们养成更好的习惯的。这就是这个策略不太合适的原因。

事实上，最好的策略是放开想法，专注于起床的计划，一个步骤接着一个步骤，忽略兴趣和动力的缺乏。如果我们把注意力集中在计划上，就不必因为缺乏兴趣和动力而与背景噪声做斗争，这些负面情绪就会慢慢地自行消失。

我们越是坚持自己的计划，就越想不靠给自己打气就把事情做完。我们会发现，把想法和感受排除在外，我们依然能够行动起来。我们可以走出家门，尽管我们更愿意宅在家里。我们可以每周去运动两次，即便我们更想躺在沙发上舒服地看电视。我们要学会把想法和行动分开。

我们可以同时感受悲伤和快乐

人类的思维比我们大多数人想象的要复杂得多。许多人倾向于把思维看作"要么……要么……"的系统。要么你是百分之百得抑郁症，只能静静等待恢复，要么你就没有一点儿抑郁症状。然而，事实并非如此。我们可以同时拥有几种相反的感受。我们可以同时感受悲伤和快乐。我们可以同时感受爱和恨。没有什么是"要么……要么……"的，但是总有"不但……而且……"。这意味着我们可以一边在头脑中产生触发性想法，一边坐在电影院里看电影。一件事情并不排斥另一件事情的存在。此外，没有兴趣和行动也不是相互排斥的：你可以毫无乐趣地行动。我的许多患者都发现，尽管缺乏动力，但当他们起床去工作或参加某个活动时，他们的触发性想法往往会消失。或者当他们去参加一个他们本想缺席的聚会时，结果反而是在聚会上度过了一个美好的夜晚。一些人说，一个他们根本不想参加的聚会会分散他们的注意力，从而改善他们的情绪。另一些人说，当他们参加聚会并享受乐趣时，他们仍然会听到来自负面想法、问题和恐惧的背景噪声。所以，我们应该把"要么……要么……"这样的非此即彼思维换成承认不同想法和感受同时存在的"不但……而且……"。

▶ **我们在实践中是这样做的**

训练无动力行为

有些事情就是很难做到，没有丝毫的欲望和动力是完全可以理解的。但是在没有动力的情况下行动是一种可以通过练习巩固的能力。我会与每个患者一起制作一份没有兴趣做却应该做的事情的清单。例如：

- 按时吃饭。
- 起床。
- 和自己不喜欢的人说话。
- 按时休息。
- 慢跑。
- 清理洗碗机。

当我的患者发现这些事情可以很容易地完成，而不需要以兴趣为导向时，他们就可以在固定的时间里从事一些活动，并及时做出决定，不管他们处于什么样的情绪或状态。

有些患者告诉我，他们和自己做出了长期的约定，例如每天早上7点起床，早上8点、中午12点和晚上6点吃饭，每天下午至少出去散步10分钟。还有一些患者约定和朋友每周至少见面2次，和邻居一起喝杯咖啡，和朋友一起吃早餐，或者和同事一起去散散步。在一段时间之后，他们保持了一个良好又稳定的活动量。

我要求我的患者每隔3天问自己这样一个问题："我现在最不想做的是什么？"然后他们就应该去做这些事情。通过这种方式，他们发现自己完全可以在没有热情和动力的情况下遵循自己的计划。随着经验的增加，他们渐渐获得了力量，这使他们能够坚持接受职业培训，继续从事自己的工作或保持与朋友的关系，尽管他们的兴趣和动机会随着时间的推移而波动。

将想法和行动分离

即使是最重大的决定，也不一定是以绝对正确的心态或百分之百的明确性做出的。

通常情况下，你会花时间去思考重大问题，而这些问题经常是复杂的。在做出决定之前，从不同的角度思考与分析问题是有意义的。如果你想辞职是因为工作不顺心，你可能首先要权衡一下自己的财务状况、很快找到一份新工作的可能性、对同事的留恋以及通勤路线的便捷性。这些想法可能会让你从最初的"我不干了！"的冲动中退缩。

另一个例子也是我的患者经常讨论的话题，就是离婚的愿望。患者希望结束婚姻，因他们不再有最初的力量与坚定的信念了。尽管患者心存极大的不满，但仍处在这段感情中，担心离婚以后会后悔，害怕孩子们对此产生抗拒。然而，患者既不想维系婚姻也不想打破它，而是尝试在两种立场之间获得一种平衡，思考不同的可能性。他们中的大多数人会在婚姻名存实亡之时做出决定，要么留下来，尽一切可能挽救这段关系，要么就干脆离婚，但超级反刍者却往往陷入了中间状态。

经常反刍的人通常会发现，他们做决定比其他人更加困难。此外，当新的想法出现时，反刍的频率也会增加："为什么我不能做出决定？我为什么这么犹豫不决？"这些新的想法只会制造更多的混乱，压制最初的问题。他们使用了不恰当的策略来摆脱困境，这就是他们行动困难的原因。例如，如果你在百分之百相信自己的选择之前都没有能力行动，你就有可能陷入反刍和失去动力的危险之中。最好的应对策略是，不要等到把一切都想清楚了以后才采取行动，因为那会是什么时候？两周以后，两年以后，还是永远不去行动？一个更有力和稳健的规则是给自己设定一个固定的反刍时间，并在特定的时间采取行动。

在我的诊所中，我使用下面这个**三阶段模型**来帮助患者学习如何按照固定的时间表行动。当然，我们以个性化的时间安排为导向，但我总是建议患者不要把时间跨度安排得太长。

1. 患者设定一个训练期（例如 3 个月）。他和自己约定好，在 3 个月内每天只用 1 小时的时间分析自己的问题。在这 1 个小时里，他专注于讨论问题的各个方面。

2. 3 个月的训练期结束以后，这位患者需要做出一个决定，选择 A 还是 B。他必须行动起来。即使他觉得自己不是百分之百地支持自己的行动。例如，如果这位患者考虑离婚，那么他就必须选择是和自己的伴侣分开还是保持婚姻关系。

3. 做出决定后，如果患者产生了疑惑性的触发性想法（是否做了一个错误的决定，离婚是否真的是一个好主意），那么他应该在分离注意方法的帮助下被动地观察这些想法。他不应该被想法诱惑而陷入反刍，而应该让它们自由地来来去去。我建议他每天只花 1 小时思考这些疑问，如果这些想法在这 1 小时之外依然活跃，他可以被动地观察这些想法。然后，这位患者与我设定了一个时间范围——比如 1 个月或 6 个月——以回顾和检查他的决定。如果他在最多 6 个月的分离注意之后仍有疑问，他就要重新开始，第二次经历这个三阶段模型。

对抑郁症患者来说，这并不是一项容易的练习。有些人永远找不到生活中的重大问题的明确答案。还有一些人发现，即使在完成这项练习之后，他们也无法做出决定。但是，即使你不知道自己到底想要什么，也无法做出重大的决定，你依然可以过上不受抑郁症困扰的美好生活。在元认知治疗中，你将学会带着你的疑虑去工作、看电影或拜访朋友。当怀疑潜伏在你的头脑之中时，你仍可以保持快乐和充满活力。最重要的不是摆脱怀疑，而是要认识到你可以控制自己的反刍。尽管存有疑虑，你依然可以过上有意义的、不受抑郁症困扰的生活。

❖ 贝丽特的案例："会吸引我注意的想法现在只是过眼云烟。"

贝丽特，58岁，已婚，两个孩子的母亲。

在我进行第二次元认知治疗的时候，我的心理医生问我："你认为你是因为患有抑郁症而反刍，还是反刍引发了你的抑郁症？"

这句话点醒了我。我的反刍才是个大麻烦。我一直在想我是否表现得足够好，别人是否喜欢我。我担心自己能否在工作中和家里把一切都做好。有时候，我没有兴趣和孩子们说话，因为我脑子里有太多想法了。它们真是令人难以忍受。心理医生帮助我意识到是我的反刍导致了抑郁症。这真是一次令人恍然大悟的经历，也是一个很大的惊喜，因为此前我一直都坚信必须弄清事情的真相。

我的工作经常涉及需要帮助和支持的家庭及孩子们。这是一项非常有价值的工作，但也使人精疲力尽，因为互相监督是这项工作的一个组成部分。私下里，我去看过几次心理医生，在那里整理了一下自己的思绪，和医生谈论了自己的感受和想法。我什么方法都试过了：认知疗法、积极心理学、正念和瑜伽。

本来，我对这些方法很满意，因为它们符合我的习惯，无论是在职业上还是在私下里，所以我从来没有想过换一种疗法。但是，让我惊讶的是，在我进行第一次元认知治疗时，心理医生并没有兴趣知道我想法的内容。

我之所以接受元认知治疗，是因为我又一次在压力之下崩溃了。这两次发作都伴随着无助感和对未来的强烈恐惧感。

第一次出现这种情况时，我的反应是震惊，因为我以前从未经历过这样的感觉。争吵、裁员等原因导致我工作压力很大。我感觉筋疲力尽，几乎不能正常呼吸，不能再去工作，也不能再坚持慢跑了。我的身体非常明显地在抗议。在那期间，我先生的母亲去世了，这给我们的家庭带来了一些困难。所以，我在私下里也感到了很大的压力。我几乎难以应对这些职业和私人领域的挑战。我非常悲痛，我的家人也悲痛了很久，而我仍然要照顾我的两个孩子。

元认知疗法令人大开眼界

在接受治疗期间，我意识到，如果你在工作中表现不佳或者遇到不顺心的事情，你当然会为此担心，并分析别人和你自己的心理活动。但是，我现在明白了，不管我的背包有多重，我都有权决定它能容纳多少空间。这是一个让我豁然开朗的认识：我拥有选择的权利。我以前从来没有这样想过。我和心理医生商定，将下午4点半到5点安排为固定的反刍时间。即使我的想法在其他时间出现了，我也不会把它们记录下来，因为如果我这样做了，我就会花上额外的时间去处理这些想法。这一次的治疗效果空前成功。事实上，那些想法没有再次出现了。我所有的负面想法都是过眼云烟！

当然，负面情绪并没有消失。我还是很担心未来，担心自己现在做得不够好。然而，我可以大大减少我花在反刍上的时间了。

我还学会了调整自己的心态。现在我知道，面对什么样的情况和挑战都不重要。一切只关乎我如何处理自己的想法：是整天反刍，还是接受现实并高兴地决定自己不再反刍。这个认识对我来说是一种救赎，我对此深信不疑。

我每天都会运用我在 6 次治疗中学到的这些新策略。我知道，我的思想混乱主要发生在很多让我备感压力的日子里。我会提前担心这些日子会引发什么样的想法，我会想很多关于印象和感受的事情。如今，我不这样做了。消极想法再出现时，我能够对它们置之不理。我知道，我不需要跳上想法的火车。我看透了抑郁和担忧的本质，并明白了对我来说什么才是真正重要的。

心理医生之前为了让我明白这一点，让我把我的抑郁想法写在一面窗户上。然后，他问我能不能看到文字后面的窗外事物。我回答说："当然可以。"我可以看到街对面的商店和街上的人。所有的想法都是如此，只是像空气一样的存在。我能看穿它们，并把注意力集中在别的事情上。当然，也有一些问题是有必要解决的，比如所有人都要关心的财务问题。但是，我也可以决定把这个问题放一放，直到时机合适再去思考。我对自己说："现在必须解决这个问题吗？不，没必要。好吧，那我周末再做。"然后，我就自然地放下了这个想法。

即使在特别忙的时候，我依然坚持进行在元认知治疗中学到的练习。

我很喜欢声音练习。当我集中精力倾听外界的声音 1 分钟以后，触发性想法就自己过去了。我过去常常被汽车的噪声压得喘不过气来，现在我知道声音一直存在，但我可以决定听还是不听。我相信，接受元认知治疗是我能继续工作的原因。我在做一份兼职工作，这就是我想要的工作，而且进展得十分顺利。

贝丽特从触发性想法走向抑郁症的道路

贝丽特经常被触发性想法冲昏头脑，只关注自己的自尊。她对自己的要求是尽善尽美，不能容忍失望。一想到工作或没法圆满解决的问题，她就会出现触发性想法。她通常每天反刍 8 个小时，这让她非常沮丧、疲惫和气馁。

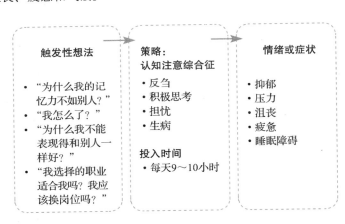

触发性想法	策略：认知注意综合征	情绪或症状
• "为什么我的记忆力不如别人？" • "我怎么了？" • "为什么我不能表现得和别人一样好？" • "我选择的职业适合我吗？我应该换岗位吗？"	• 反刍 • 积极思考 • 担忧 • 生病 投入时间 • 每天9～10小时	• 抑郁 • 压力 • 沮丧 • 疲惫 • 睡眠障碍

导致贝丽特抑郁症状的旧策略	贝丽特克服抑郁症状的新策略
思维方式 ● 当一个触发性想法出现时，我就立刻抓住它，反复思考 ● 我的想法都是消极的，反刍达到了我再也无法忽视的程度。有时我会反刍一整天，甚至更长时间，直到我和别人分享我的想法或筋疲力尽时才停止 ● 和别人分享我的想法有时会带来新的反刍	思维方式 ● 如果一个触发性想法出现，我知道它需要占用大量空间，我就忽略它。我看透了那些消极的想法，告诉自己这些只是想法，我可以选择是否让思考继续下去 ● 我故意把我的想法推迟到规定的反刍时间再处理 ● 我经常立即对想法采取行动，而不是等到反刍几天以后

（续）

导致贝丽特抑郁症状的旧策略	贝丽特克服抑郁症状的新策略
聚焦 • 在大多数时候，我的注意力只集中在我的消极想法上	**聚焦** • 反刍性想法来临时，我将自己的注意力放在外部世界上
行为 • 反刍变得如此重要，以至于我发现自己很难和其他人待在一起。我完全过着隐居的生活	**行为** • 我用身体活动来增强自我意识，帮助自己停止反刍 • 我听音乐或专注于收音机节目中别人正在说的话 • 我确定了一个固定的反刍时间来分析我的想法。这个时间有限，而且不能再变更。通常情况下，在我的反刍时间到来之前，触发性想法已经消失或变得毫无意义了

我从我的想法中学到了这些：

• 反刍会造成压力，会产生抑郁症状，而不是抑郁症导致了反刍。

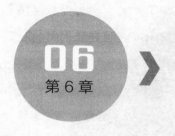

06

第 6 章

使用元认知疗法，
摆脱药物的依赖

服用抗抑郁药是非常普遍且合理的。我们不应该不好意思接受药物在抑郁症治疗中带来的帮助。对一些人来说，当生活似乎难以忍受时，药物可以让他们暂时摆脱抑郁。然而，对大多数人来说，药物治疗并不是正确的解决方案，因为它们限制症状效果不佳，有副作用，而且在许多情况下会增加抑郁症复发的风险。

出于以下几个原因，我们在患有轻度或中度抑郁症时，应该避免服用抗抑郁药。一方面，新的研究表明，这些药物的副作用（如恶心、食欲不振、体重增加、头晕和性欲下降）很难与其有效性相抵消。涉及严重的抑郁症时，这些药物目前只能使大约50%患者的症状有明显的改变。另一方面，在停止药物治疗后，抑郁症复发的风险会明显高于停止其他疗法后的。这些药物只是治标不治本，无法根除抑郁症。还有一些研究表明，患抑郁症期间停止服用药物会增加患者自杀的念头。

目前，科研工作者尚不清楚为什么药物会增加抑郁症复发的风险。但一种可能是，服用药物阻碍了我们思维结构下层的感受的自然调节（见第 1 章中的 S-REF 模型）。消极想法和感受被药物麻醉、抑制或阻断，是对停药后抑郁症复发的解释之一。

这些药物对一些患者其实根本就没有帮助，反而只会使他们的病情恶化。许多患者在服用药物的初期就出现了较多的麻木感和自杀的念头。另一些患者则表示，他们越来越质疑自我价值，还遭受了诸如体重增加和精神萎靡等副作用的困扰。产生这种影响的原因是，尽管服用了药物，你仍然可以继续反刍，从而使抑郁症继续存在。如果某种药物对你有好处，而且你没有遭受副作用，你当然可以继续服用。但是，我仍然建议抑郁症患者在用药前考虑元认知治疗，因为它有助于恢复自我控制的感觉。

也许你可以不再依赖药物

有些人认为，本书第 6 章标题的提问是不恰当的，因为许多患者感觉药物对他们有很大的帮助。我绝不认为，人们可以或者应该轻易把药物从自己的治疗中去掉。在任何情况下，你都不应该突然停药。因为如果你真的这样做了，除了严重的副作用外，医生开处方时针对的抑郁症状还有可能立即复发。如果你想停止服药，你应该先去咨询这方面的医学专家。当你的抑郁症状复发时，他们也可以为你提供帮助和支持。

我的使命并不是劝说抑郁症患者不要吃药。我只想告诉他们，如果你进行了有效的元认知治疗，你也许就可以不再依赖药物。你从元认知疗法中学到的有效策略会使药物治疗变得不那么必要，甚至可能让你完全停止服用药物。

你现在在服用药物吗

我在这里要强调的是，你不应该突然停止服用处方药物。这会导致严重的副作用或抑郁症复发。如果你想停止服药，你需要告诉你的精神科医生，询问他们如何最好地做到停药，然后再开始采用新的治疗方法，比如元认知疗法。

大脑缺乏血清素会让你抑郁吗

多年来，人们普遍认为，抑郁症是大脑缺乏血清素而导致的一种化学物质失衡，而服用抗抑郁的药物可以增加大脑中的血清素水平。在我看来，"抑郁症是一种无法控制的大脑疾病"这一观点是有问题的，因为这种信念就像一副枷锁，抑制我们发现自己的自制力。如果我们掌握了正确的心理策略，我们就能自己控制抑郁症状。

抑郁症患者脑中的血清素水平确实较低。但我们不应由此推断，血清素缺乏就是抑郁症的病因，我们只能说这两种症状往往同时存在。

阿德里安·威尔斯教授和我的研究都表明，抑郁症的出现主要是由于我们不恰当地运用我们的思维策略。我们反刍、压抑、分析、担心、检查我们的情绪，并尽量避免不愉快情况的发生。这意味着抑郁症产生的原因既不在于消极的想法，也不在于想法的多少，而在于我们处理想法的时间长度。因此，最有效的治疗方法不是服用药物，而是限制反刍的持续时间和以分离注意的方法被动观察我们的想法。

我经常听患者说，他们的大脑因抑郁症而受到了明显的损害。他们告诉我，海马体缩小这种变化是可以在核磁共振成像上看到的。事实上，当反刍使我们抑郁时，我们的大脑确实会发生变化。大脑中的化学物质是不断变化的。当我们喝下一杯咖啡或苏打水，或者是吃下一块巧克力时，大脑中的化学平衡都会发生变化。然而，我们不能仅仅因此就断定，食用巧克力会对大脑造成损害。同理，血清素的缺乏只是一种后果，而不是抑郁症状产生的原因。长久持续的反刍会影响我们大脑中激素和信号物质的分泌，具体的症状可能会表现为悲伤和绝望。当我们的大脑因反刍和忧虑而过度劳累时，我们的记忆力和注意力也会受到影响。但是，我们的大脑是具有可塑性的，这意味着如果我们不再过度思考，认知功能就会慢慢恢复。

到目前为止，还没有研究结果显示抑郁与人类大脑中血清素缺乏有直接关系，而抑郁症和反刍之间的联系已经被证实。来自英国和美国的几项研究表明，受试者在被要求反刍、担心、在较短或较长的时间里产生消极想法后，就会出现抑郁症状。在2004年出版的《抑郁的反刍》（*Depressive Rumination*）一书中，作者科斯塔斯·帕帕乔吉欧（Costas Papageorgiou）和阿德里安·威尔斯的一项研究结果表明，受试者在被要求对失败和状况不佳进行反刍以后，其抑郁症状明显增加了。这些实验是针对抑郁和非抑郁的被试者进行的。

总之，还有更多的证据表明抑郁是由反刍等不恰当的策略引起的，而不是由大脑中的化学物质缺乏引起的。

元认知疗法适合不同程度的抑郁

在明知有效的心理治疗的长期效果更令人满意的情况下，许多精神科医生仍然继续选择使用抗抑郁药物，这几乎可以说是自相矛盾的。当然，我相信医生开药是因为他们想帮助患者减轻病痛。事实上，医生每天都会开出无数与抑郁症有关的处方，这与人们普遍认为抑郁症是一种药物治疗比心理治疗见效更快、更省钱的疾病有关。然而，并没有迹象表明药物比元认知疗法更便宜，尤其是从长期效果来看。摆脱抑郁最有效的方法是学习用更好的策略来应对生活中的各种挑战——无论是持久的消沉、消极的想法、经济问题还是人际关系问题，元认知治疗都为你的抑郁症提供了更可靠的解决方案。

我与其他同行的研究结果均表明，抑郁症患者通常在接受 6 ～ 12 次元认知治疗后痊愈，这同样适用于那些严重抑郁症的患者。与药物治疗不同的是，元认知疗法没有副作用，也不像其他治疗方法那样会持续数月。这种方法不仅能减轻抑郁症状，还能最终治愈抑郁症。在元认知疗法中，我们需要学会限制自己的反刍和不恰当的策略，需要了解导致抑郁症的基本机制（认知注意综合征）。由此，我们可以培养出一种抵制抑郁的能力。不管我们生活在什么样的环境中，我们的精神状态和敏感度如何，这种能力都可以消除对抑郁的恐惧。如果我们有压力，比如面临被解雇、离婚、孤独或失去家庭成员的困境，我们依旧能感受到强烈的情绪；如果我们生活得不顺心，或者受到了伤害，我们依然会感到悲伤和绝望，并可能每隔一段时间就会对问题进行反刍。但是，我们可以通过制订策略来保证自己得到控制，从而控制我们的反刍，防止我们陷入抑郁。

我也遇到过一些患者，即使他们在接受元认知治疗以后成功克服了抑郁症，他们仍然不愿意停止服用抗抑郁药物。"万一药物对我有帮助呢？如果我不吃药，会发生什么呢？"我很理解这些担忧。当然，只有当你感到更安心，并将对反刍和日常生活的控制感完全内化时，你才可以与医生商议停药事宜。

如果你掌握了元认知疗法的策略，并且在不抑郁的情况下继续服用药物，你就破坏了自己的控制感。这些药物就像练习骑车时使用的辅助轮一样，如果你已经学会了骑车，就应该卸下它们。

卸下辅助车轮前行

抑郁症会导致患者的认知功能受损，产生注意力和记忆力方面的障碍。许多人发现他们忘记了自己的日常事务，比如生日和与朋友的约定等。注意力和记忆力方面的问题是认知注意综合征的常见后果，会让人产生强烈的挫败感。突然之间，你甚至很难集中精力去看你最喜欢的电视剧，或者继续阅读你最爱的小说。

为了避免忘记任何事情，人们很喜欢使用手机备忘录，就像在练习骑车的时候装上辅助轮一样。然而，这是在帮倒忙，这些笔记只会给你带来新的压力，证实你的记忆力有问题。

认知问题通常是想得过多的一个典型后果。如果我们一直不停地使用自己的大脑，它就无法正常工作了。这就好像一个职业足球运动员只顾着夜以继日地踢球，而没有时间做肌肉恢复一样。以分离注意的形式放松大脑是非常重要的，这样我们的大脑就能够保持最佳的工作状态。

我的经验表明，通过限制反刍时间，我们的精神表现、记忆力和注意力可以逐渐恢复。因为你的心理就像你的身体一样，可以自我修复。

请病假不利于治愈抑郁症

在现代社会中，人们普遍把抑郁症患者当作病号对待，让他们尽可能少做一些事情，以此来克服抑郁症。我的许多患者在发病之初就听医护人员说，他们应该停止自己的工作，尽可能地少做事。当我问患者这样做是否减轻了他们的抑郁症状时，他们通常会回答"没有"。对一些患者来说，病假意味着平静和解脱。这对于重度抑郁症患者来说尤其适用，因为他们确实需要中止更多诱因的出现。有时候，待在沙发上比待在嘈杂的工作场所中更容易减少反刍。

然而，请病假本身并不是解决问题的办法，因为它只会带来短暂的休息，患者仍然不知道如何控制抑郁症背后的机制。请病假相当于采取了一种急救性的自我保护姿势，但这无助于你学会在工作中控制自己的想法，应对其他挑战，从而控制住你的抑郁症状。此外，一个因抑郁症而请病假的人，如果没有学会被动地观察自己的触发性想法，从而控制反刍，那么一旦他回到曾经让自己触发性想法的环境中（例如工作场所），病情就有可能复发。

请病假使抑郁症恶化的另一个原因在于患者有了更多的时间去反刍。如果除了坐在沙发上盯着空气发呆以外，没有其他事情要做，请病假就相当于为抑郁症恶化提供了一个完美的温床。

当患者忙于处理其他事情，把注意力从思考的问题上移开的时候，情绪就会逐渐好转。如果停止反刍，抑郁症状就会缓解。这就是为什么你不能用平静和休息，更不能用睡觉的方式去治愈抑郁症——那只会导致无精打采和昏昏欲睡。

最近有一位男士来找我治疗。他曾是一名注册会计师，但在出现长期明显的抑郁、食欲不振和精力不足等症状之后，他请了病假。但是，他的情况并没有因此好转。他担心自己是否能好起来，别人会怎么看他和他的抑郁症。他回避社交活动，因为他受不了被询问工作情况。持续的反刍和避免社交使他的症状恶化了。开始接受元认知治疗以后，他发现他可以在家里、业余时间和工作中限制自己的认知注意综合征了。他的积极性和好心情又回来了。现在，他知道自己完全可以控制导致他抑郁症状的旧策略了。

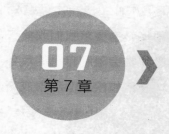

07
第 7 章

永远不再抑郁

通过这本书，我想激励人们永久地摆脱抑郁症。因为如果我们能够确定自己的触发性想法，并有意识地跳下想法的火车，我们就可以克服抑郁症。这要求我们改变支配我们思维过程的元认知信念。我们必须学会限制自己的反刍，不管触发性因素是日常的小冲突，还是诸如疾病、死亡或离婚之类棘手的重大问题。

请不要忘记，我们的想法不知道它们自己是否值得花 2 分钟或 5 小时来思考。评估时间的是我们自己，只有我们自己。因此，如果我们练习减少对自己想法的关注，把注意力转移到其他事情上——不管是看电视、读书、骑自行车，还是与他人接触，我们就会发现，我们能从头脑中解脱出来，投入到生活中去。这不仅减轻了我们的抑郁症状，还提高了我们的生活质量。如果我们能够全身心投入到家庭和孩子身上，认真准备一顿美味的饭菜，或者专心打理花园，那么无论我们的想法和感受是积极的还是消极的，我们的生活都会变得更好。生活发生在我们身体之外。分离对消极想法和感受的注意不是关键，重要的是解放思想并投入生活。

悲伤、愤怒和忧虑都是生活的组成部分，我们无法避免这些情绪的出现。但是，有了正确的意识和分离注意的方法，你就可以防止消极的想法和感受对你产生更多的影响。它们早晚会进行自我调节。因为在适当的条件下，我们的心灵可以激活它的自我修复能力。

我们的大脑在思维水平良好的情况下工作得最好。为了使大脑以最佳状态发挥作用，适当休息是很重要的。这同样适用于创造性思维。如果我们的大脑要产生卓越的想法，就需要每天都进行休息。我指的不是睡眠，而是所谓的"心理屏保的关机"状态，在这种状态下，我们可以让自己的想法来来去去而不受干预。

分离注意就像是我们大脑的一个喘息时间，这时候我们进入暂停模式，使自我调节执行功能模型中的下层（见第1章）进行自我调节。大脑不会因为我们停止处理这些想法而不再产生新的想法。但是，我们可以看到，想法出现得更少了，或者在类型上发生了变化。这要归功于我们的元认知助手，如果我们不骑在它头上逼迫它快速、不间断地提供答案和解决方案，它就会表现得非常出色。当我们减少反刍的时候，我们就会有更多的精力和创造力。因此，我们最好能在白天休息一下，练习分离注意的方法。我们可以坐在沙发上，也可以看看窗外；可以看一部好电影，也可以享受和家人或朋友在一起的时光。

这本书是有争议的，因为它质疑抑郁症的发病原因和传统的治疗方法。我知道，大多数治疗抑郁症的精神病学方法都假设患者把自己理解为一个脆弱的人，应该吃药，照顾好自己，避免可能引发压力从而导致抑郁的情境。我们的社会崇尚处理问题，我们必须弄明白并处理引发生活危机的消极想法和感受。我可以理解，如果我要求患者去做相反的事情，这是具有挑衅性的。但是，我们不能忽视最新的研究成果，抑郁症并不是一种只能缓解的慢性疾病，它不是不可治愈的！

世界卫生组织（WHO）估计，到 2025 年，抑郁症将成为人类面临的最大挑战之一。不管是对那些受抑郁症影响的人，还是他们的亲属，以及对整个社会来说，这都太可怕了。我们可以用元认知疗法来阻止这种态势的发展，并使其好转。元认知疗法可以帮助 70% ～ 80% 的受影响者在不服用药物或长年接受治疗的情况下克服抑郁症。目前，这一统计结果优于传统的心理治疗方法和药物治疗方法的结果。

少思考，多行动

如果我们在外部世界里少思考、多行动，我们就会获得更多的时间和精力。

我遇到过一些人，他们曾经花了很多时间反刍，这导致他们错失了良好的机会，降低了生活质量，并患上了抑郁症。当他们意识到自己因此失去了太多宝贵的时间时，他们感到非常难过。当然，这种认识可以引发新的触发性想法："为什么我要浪费这么多年的时间？早知如此，我就不会得抑郁症，也不会经历多年的治疗、吃药和住院了。"

不幸的是，这些失去的岁月无法重新来过。这听起来可能有点令人难以接受，但我告诉我的患者，过去是无法改变的，即使经过反刍，岁月也无法挽回，我们不应该为此责备自己。我们当时的行为是由我们当时的知识决定的，当时做什么总有当时的理由。然而，我们不应该就此停止自己的脚步，而是要向前看，通过元认知治疗打开一扇崭新的大门，拥抱没有抑郁症的未来。

我最大的愿望是，本书能启发患者选择元认知疗法，学会正确地处理自己的消极想法和感受。要获得最大的成功，你需要练习，并向有资质的治疗师寻求支持，你可以在 MCT 研究所的网站上找到注册治疗师的名单和他们的联系方式：https://mct-institute.co.uk./mct-registered-therapists。

通过这种方法，你将获得经验和成功，改变你的自我形象。你会觉得自己是一个坚强有力的人，能完全控制自己的想法和感受。有了这些技巧，你就可以挺过充满情绪波动的时刻，而不会因此变得悲伤甚至抑郁。

不管触发性想法的力量有多强大，无论生活的艰辛使我们多么不快乐、沮丧或悲伤，我们都能够以分离注意的方法来处理并克服它们。

阿德里安·威尔斯教授曾对我说："触发性想法就像鱼钩，而你就是游过的小鱼。你无法确定水中挂着多少这样的鱼钩，但你可以自己决定是继续游下去还是咬上钩。"我们在生活中不可避免地会遇到许多强大的触发性想法，同样不可避免的是我们会咬上一些"鱼钩"。但是，通过元认知治疗，我们能够将注意力集中在外部世界上。尽管我们有时会落入一条充满触发性想法的河流，但我们可以学会让"鱼钩"漂浮在原处，与它们擦肩而过而不必用力控制它们。我们可以学会：不要想，活就对了。

如果患者缺乏耐心，想尽快控制反刍，我通常会给他们提出额外的挑战。我建议他们投入生活，进行新的冒险，并勇于寻求引发新的触发性想法的体验。也许是时候和老板谈一谈了？去找一份新工作？搬到另一个城市居住？我们越有推迟反刍而去行动的经验，掌握控制权的感觉就越强烈。我们会处于一个积极向上的、使我们适应力更强的良性循环之中，这样我们就更有能力抵御长期的悲伤和抑郁。

▶ 我们在实践中是这样做的

怎样成为元认知的主人

随着经验的增加，我们可以控制反刍的信念也在不断增强。骑自行车不是通过看书就能学会的，你需要亲自去实践。但是，首先你要相信，靠两个细细的轮胎骑行是可以不翻车的。

当我和患者谈论如何成为"元认知大师"时，我经常使用这个比喻。元认知大师是指能够观察自己的触发性想法，控制自己的反刍，并运用分离注意方法的人。

我要求患者们反复进行练习。我建议他们每天坚持练习观察自己的触发性想法，并通过分离注意的方法控制自己的反刍。生活中，我们不时要面对一些可能引发触发性想法的情况，你可以有意让自己暴露在以下情况中，以此来挑战自己：

- 对一个即将发火或很容易生气的家庭成员讲出自己的想法。
- 向你的上级要求加薪。
- 冒着被拒绝的风险邀请某人与你约会。
- 做一些不同寻常的事。

　　我们获得的经验越多，就越相信我们能够控制自己的触发性想法。我们不应该逃避自己的生活，而应该每天练习应对生活。

"重要的不是你的想法，而是你对想法的反应！"

——阿德里安·威尔斯

术语表

分离注意（detached mindfulness）：对思想流的一种被动感知。它是反刍的对立面。

认知注意综合征（cognitive attentional syndrome，CAS）：一系列策略的集合，包括反刍、担忧、情绪检查和其他不当应对策略。其过度使用会导致"回旋镖效应"，促使抑郁症产生并长期存在。

反刍（rumination）：一种处理想法的策略。反刍的目的是创造秩序，找到解决问题的办法。但是，过度的思考反而会造成更多问题。如果我们屈服于被触发性想法冲昏头脑的诱惑，我们可能会花上数天甚至数月的时间反刍，直到情绪低落，发展出抑郁症状，而这些症状可能会持续多年。

元认知信念（metacognitive beliefs）：我们对自己的想法和思维过程的看法，意即"对想法的想法"。我们的元认知知识和信念控制着我们是否反刍，以及花多少时间反刍。如果我们不相信自己有控制触发性想法的能力，就很难限制自己的反刍时间。

注意力训练技术（attention training technique，ATT）：一种意识训练。它可以帮助你转移自己的注意力，不受内心（想法和感受）或外部世界的事件的影响。

自我调节执行功能模型（self-regulatory executive function model，S-REF model）：由威尔斯和马修斯于1994年提出的元认知模型。

触发性想法（trigger thoughts）：突然侵入我们的头脑，并成为反刍的导火索的想法，通常情况下非常情绪化。它们能否进一步发展为反刍取决于我们是否处理它们。

参考文献

Callesen, P., Jensen, A. B. & Wells, A. (2014): Metacognitive therapy in recurrent depression: A case replication series in Denmark. Scandinavian Journal of Psychology, 55(1), 60–64.

Cuijpers P., Hollon S. D., van Straten A., Bockting, C., Berking, M. & Andersson, G. (2013): Does cognitive behaviour therapy have an enduring effect that is superior to keeping patients on continuation pharmacotherapy? A meta-analysis. BMJ Open; 3:e002542.

Dammen, T., Papageorgiou, C. & Wells, A. (2015): An open trial of group metacognitive therapy for depression in Norway. Nordic Journal of Psychiatry, 69(2), 126–131.

Diagnostic and statistical manual of mental disorders: DSM-5 (2013). Washington, D. C.: American Psychiatric Association.

Hagen, R., Hjemdal, O., Solem, S., Kennair, L. E.O., Nordahl, H. M., Fisher, P. & Wells, A. (2017): Metacognitive therapy for depression in adults: A waiting list randomized controlled trial with six months follow-up. Frontiers in Psychology. 8:31.

Hollon, S. D., DeRubeis, J., Shelton, C., Amsterdam, D., Salomon, R., O'Reardon, J., Lovett, M., Young, P., Haman, K., Freeman, B. & Gallop, R. (2005): Prevention of relapse following cognitive therapy vs medications in moderate to severe depression. Arch Gen Psychiatry; 62:417–422.

Jordan, J., Carter, J. D., McIntosh, V. V., Fernando, K., Frampton, C. M., Porter, R. J., Mulder, R. T., Lacey, C. & Joyce, P. R. (2014): Metacognitive

therapy versus cognitive behavioural therapy for depression: a rando-
mized pilot study. Australian and New Zealand Journal of Psychiatry,
48 (10), 932–943.

Kirsch, I. (2009): Antidepressants and the placebo response. Epidemio-
logy and Psychiatric Sciences, 18(4), 318–322.

Normann, N., Emmerik, A. A. & Morina, N. (2014): The efficacy of meta-
cognitive therapy for anxiety and depression: A meta-analytic review.
Depression and Anxiety, 31(5), 402–411.

Papageorgiou, C. & Wells, A. (2000): Treatment of recurrent major de-
pression with attention training. Cognitive and Behavioral Practice,
7(4), 407–413.

Papageorgiou, C. & Wells, A. (2003): An empirical test of a clinical me-
tacognitive model of rumination and depression. Cognitive Therapy
and Research, 27(3), 261–273.

Papageorgiou, C. & Wells, A. (2004): Depressive rumination: Nature,
theory and treatment: John Wiley & Sons.

Papageorgiou, C. & Wells, A. (2014): Group metacognitive therapy for
severe antidepressant and CBT resistant depression: a baseline-con-
trolled trial. Cognitive Therapy and Research, 39(1), 14–22.

Turner, E. H., Matthews, A. M., Linardatos, E., Tell, R. A. & Rosenthal,
R. (2008): Selective publication of antidepressant trials and its influ-
ence on apparent efficacy. New England Journal of Medicine, 358(3),
252–260.

Wells, A. (2005): Detached mindfulness in cognitive therapy: a metacog-
nitive analysis and ten techniques. Journal of Rational-Emotive and
Cognitive-Behavior Therapy, 23(4), 337–355.

Wells, A. (2000): Emotional disorders and metacognition: Innovative
cognitive therapy. Chichester, UK: Wiley.

Wells, A. (2007): The attention training technique: Theory, effects and a
metacognitive hypothesis on auditory hallucinations. Cognitive and
Behavioural Practice, 14, 134–138.

Wells, A. & Fisher, P. (2016): Treating depression. MCT, CBT and third wave therapies. Wiley-Blackwell.

Wells, A., Fisher, P., Myers, S., Wheatley, J., Patel, T. & Brewin, C. (2009): Metacognitive therapy in recurrent and persistent depression: a multiple-baseline study of a new treatment. Cognitive Therapy and Research, 33(3), 291–300.

Wells, A., Fisher, P., Myers, S., Wheatley, J., Patel, T. & Brewin, C. R. (2012): Metacognitive therapy in treatment-resistant depression: A platform trial. Behaviour Research and Therapy, 50(6), 367–373.

Wells, A. & Matthews, G. (1996): Modelling cognition in emotional disorder: The S-REF model. Behaviour Research and Therapy, 34(11), 881–888.

Wells, A. & Matthews, G. (1994): Attention and emotion: a clinical perspective. Hove, UK: Erlbaum.